身體的立體結構網絡

林雨傳——著

晨星出版

從傷科到結構治療

我是一個醫學院中西雙修畢業，有中西醫雙執照的醫師。

動念想寫這本書，已經超過十年了。十幾年前，傷科或復健系統的手法治療，幾乎被西方的整脊醫學給佔領，不管是正式在西方受過訓練，還是在台灣上過輔導課程，甚至是看書無師自通，治療的標的幾乎都是骨盤、脊椎這個骨架系統，認為調整脊椎治百病。然而，以我當時對身體系統的內在連貫性的了解，清楚結構與疾病的關係，知道若是直接從脊椎系統下手治療可能會衍伸出新的問題的，於是開始動筆開始寫下我的想法。

十年前，一開始我是依照一般教科書的寫法，試圖精確的定義操作的標的與方式，解釋結構與疾病之間的連結，但是寫到一半就寫不下去了。因為那時候我還沒有「結構網絡」的概念，根本沒有辦法將「為什麼必須是一個系統一起處理」的概念說清楚，也沒有辦法解釋在導引的過程中，結構為什麼會自己歸位。

這些年藉著練功與看診，在自我修煉與治療病人的過程中，慢慢形成了身體「立體結構網絡」系統的概念，也才能再度提筆，藉著結構網絡的概念，清楚仔細的說明了，包含引起痠麻脹痛在身體結構上的原因，以及結構治療中，肌肉、骨架是如何的還原，且該如何還原才合理自然。

從前中醫針對疼痛的治療，統稱為「傷科」，但是當我理解「結構網絡」的概念後，知道並不是只有受傷才會造成疼痛，而且就症狀而言，也並不是只有疼痛跟結構有關，許多疾患同樣都是結構錯亂所造成的，像失眠、呼吸系統、循環系統，甚至泌尿生殖系統等問題，都可以從結構下手治療。

這種「藉結構的概念來診斷和治療」的專業，並沒有任何「科別」可以歸類，因此，我稱自己的專業為「結構治療科」醫師。

這本書詳細介紹了人體立體結構網絡的各種細節與特質，除了生理學、解剖學教科書裡的基本知識外，更多是我自己練功以及在治療病人的過程中體會出來的，並沒有其他醫學類的參考資料，所以朋友、學生問我有沒有什麼參考資料可以佐證時，我的答案都是一樣的。

我是一位臨床醫師，只是忠實描述並嘗試解釋在治療中我所理解的生命現象，至於如何證明這些想法是對的，那是科學家的事，或許需要很多新的儀器進行實驗才有辦法，然而，這並不是我一位臨床醫師的責任。

這本書預設的讀者群，是需要具備基本醫學知識的，像醫師、物理治療師，因為要描述清楚立體結構網絡，沒有辦法完全使用日常的生活語言，但是一般的讀者，這本書的前面一半，和後面有關運動保健的部分，應該是可以理解的，而且可以對健康和身體的運用有一些新的領悟。

對於一般學醫的人，書中的許多說法與論證，是頗為複雜的，臨床上應該沒有太多類似的體會，因此，我想並不是讀過一次就能理解，真的有興趣，請詳細反覆通讀幾次，應該會很有收穫。

至於其中有關皮連線、筋連線、骨連線的部分，對沒有學過我手法的人來說，理解上的難度較高，因為這幾個連線，除了描述治療應該有的次第以外，也是操作手法的總綱，而與操作手法相關的內容，就不是這一本書所能容納得下的，我將會在下一本專講「治療學」的書中，做詳細的描述。

謝謝我的太太幫我校對每一篇的初稿；謝謝太太、兒子對內容的建議；謝謝女兒提供了電腦和編輯上的協助；謝謝幾位學生對稿件的建議與更正，更謝謝等了我超過十年的編輯何小姐。

最後謝謝我三位師父的教導！三位師父在我身上的烙印，書裡面說仔細了。

「學校所教的知識，若是只能控制，不能治癒疾患，
是否就該從另一個角度來思考探索。」

目錄

緣起

醫學院畢業後，我面臨職業的抉擇；因為當年台灣法令的規定，中醫跟西醫之間只能選擇一種執業，不能從事西醫而開中藥，或當中醫而開立西醫的各種理學檢驗單。當時文學對我的吸引力還是很大，因為想寫小說，希望不要脫離社會的複雜面，因而在病理科跟精神科之間掙扎著。要做法醫，需要先接受病理科的訓練；精神科要面對許多糾結的靈魂，而法醫可以接觸社會有問題的結構。最後選擇了病理科。在受過一段時間的病理科醫師訓練後，發現很多體制上的問題；台灣病理科醫師跟法醫之間的銜接，有非常大的落差，而我對病理科並沒有獻身的熱情，因此做不下去了。

西醫每一科都只有看生命的一部分，我不想一輩子只看眼睛、皮膚，或是只有切肚子，於是就選擇中醫，因為中醫看的是「整個人」。

爸爸是很有名的療傷接骨師，沒有醫師執照，因此家裡的診所請了一位中醫師坐鎮。爸爸在我醫學院大五的時候因癌症過世後，媽媽繼續經營著診所，爸爸的一位學生在診所裡幫忙，從事傷科的操作。而我不做病理科醫師之後，就回家接了爸爸的中醫診所。

爸爸過世後，家裡病患少了非常多。但是因為爸爸威名仍在，所以還是有些老病患回來；而這些老病患大多是些這裡痛、那裡痛的傷科問題，學校所教的基本知識，根本無法處理這些問題，只好四處拜師學藝，另外學習手法治療的本事。

透過學長的介紹，去跟黃家豪老師學習「美式整脊」。黃老師同樣是中醫系畢業的早期學長，之前在骨外科和內科任職，後來才轉換跑道，成為中醫師。黃老師解剖學功夫深厚，常常做些動作，問我這些動作要使用到哪些肌肉，因而那段時間我幾乎每天拿著解剖學圖譜猛啃。

「美式整脊」那一套是用頓挫的力量，把病人脖子、腰部扳得到處響，在臨床上，當下症狀都會改善，但是過一、兩天又回復原狀。對於急性病症的患者頗有效果，但是對於慢性的症狀，長期治療下來幾乎無效。因此在治療上，除整脊之外，我又增加了從書本上學來的「肌肉按摩」，也就是用手肘按揉疼痛部位相關的肌肉，那時的用意是為張力大的肌肉減壓，這樣的治療效果可以持續較久，但是病人的疼痛，卻都跑到醫師身上來了。

那時病人數非常多，不斷用手肘按摩病人肌肉，導致每天晚上肩、頸、背都痛到幾乎不能睡覺。病人抱怨他有多痛，我都會開玩笑的說：「我保證比你還痛！」我想這樣不行，來的一直是同一群病人，不僅病人好不了，醫師卻也快痛死了。

生涯的轉捩點，是一位朋友介紹我認識了通霄師父。第一次跟診的經驗，對我而言，是個天翻地覆的震撼。

師父治療的地方，就在他家的大廳，聽見病人指著他手肘外側說：「老師傅啊！我這裡痛，不能出力，不能做飯、掃地啊！」師父說：「那是骨頭跑掉了。」我心裡想，「這是肱骨外上髁肌腱炎，是網球肘。」另一位病人說：「我手麻，麻到晚上不能睡覺，看報紙也麻，騎機車也麻。」師父說：「這是骨頭跑掉了。」我心裡想，「這師父懂還是不懂啊？這不就是腕隧道症候群，正中神經被壓迫了？」

還有一位病人指著肩峰前面說：「老師傅啊！我肩膀抬起來這裡好痛啊，幾乎抬不起來，晚上睡覺好痛睡不著。」師父說：「那是骨頭跑掉了！」我心想，「這是肱二頭肌肌腱炎啊，骨頭跑掉了，跑去哪？這肱骨可以三百六十度轉，也沒脫臼，能跑去哪？」對於受完現代西醫訓練，醫學院畢業的我，師父的話，完全無法理解。

更神奇的是，只見師父輕輕柔柔的在病人身上搖搖、捏捏、轉轉，網球肘的病人就可以用力抓杯子了；肱二頭肌肌腱炎的病人，肩膀可以抬起繞圈子了。這對我來說是極大的震撼，完全違反了醫學院給我的知識，發炎的肌肉肌腱，怎麼可能這樣輕輕的搖搖、轉轉就好？還是說，疼痛並不是由發炎所造成？

肌肉肌腱發炎的事難以解釋也就算了，為什麼正中神經壓迫的症狀，一樣可以透過這樣輕柔的動作來解除？而且幾乎是「瞬間」！這在理論上是要開刀的啊……

因為在通霄師父這裡的經驗，我開始對醫學院所教的一切產生質疑，也逐漸明白為什麼即使西醫已經如此強大、精密，且合乎科學邏輯，也明顯有效，但在西醫系統以外，依然還存在著那麼多的另類療法、替代療法。原來人體運作的原則，還有太多太多不是現代醫學所明白的；因為如果真的都弄清楚了，就不會有那麼多的病人一直在各醫療院所四處流浪、徬徨無助了。

這是我反思學校所教知識的開始，凡是療程很長、症狀很難改善的，只能控制、不能治癒的疾患，是不是有另外的角度可以來思考？因為一直在從事身體結構的調整，於是我從身體宏觀、微觀結構的角度，來重新探索結構在疾患身上所扮演的角色。

讓我們先從臨床上最常見的症狀，「疼痛」談起。

疼痛的本質

疼痛並不是一種疾病，疼痛是一種警告，是一種防衛機制。

台灣智庫文化出版社曾出版過一本書，名叫《疼痛》。是一位專門治療痲瘋病的外科醫師紀錄他治療痲瘋病病人的心得。他在非洲建立了一個專門治療痲瘋病病人的醫院，照顧了很多病人。

經過長時間的觀察，他發現一個現象：痲瘋病的人中，有很多會因肢體殘損而造成嚴重感染或演變成殘障。他試圖改善這種現象，並猜測這些肢體殘損情況是由於痛覺喪失所致。

痲瘋病菌會侵犯神經系統，但由於該細菌只能生存在比較低溫的環境，因此只會侵犯位於身體體表的感覺神經，而運動神經在身體的比較深處，那裡的溫度比較高，痲瘋病菌無法生存；所以得痲瘋病的病人，會喪失感覺，不知道疼痛，但卻無損於肢體活動的能力。

由於在非洲，醫院的衛生環境不良，老鼠四處出沒，痲瘋病人由於喪失痛覺，即使半夜手指、腳趾被老鼠咬掉了，也不知道。為此，他強力改善環境、捕捉老鼠，果然，病人缺失手指腳趾的情況，得以大幅改善。

而另一種造成病人肢體殘損的原因，則是由於非洲當地人都沒有穿鞋子的習慣。他曾經親眼見到有病人即使跑到斷裂的腳骨已經穿出皮膚外了還繼續在跑。他認為這樣的肢體慘損不是因為受傷，而是因為病人喪失痛覺，失去警戒機制的身體結構，終究會無法承受過度使用而崩裂。

為了證實這個假設，他設計了一種襪子，在襪子的纖維中間，埋藏了許多包裹著染料的微小粒子，當這些粒子受到一定次數的敲擊以後，就會破裂，將襪子染色。他讓正常的人跟痲瘋病人都穿上這種襪子去跑步。

在操場跑過兩圈以後，兩者的襪子都沒有染色。五圈以後，兩者足底都出現了一些顏色，位置是一樣的。在十圈以後，正常人的足底，染色的區域越來越多，範圍越來越大，但是痲瘋病的病人，腳底染色的地方依然跟之前一樣，並沒有繼續擴散。隨著跑步圈數的增加，正常人的腳底除了足弓一些地方，其他地方幾乎全染了色，而痲瘋病的病人，染色的地方依然只有那幾個點。

當他看到這種結果，認為正常的人，會調整身體的姿勢，使得每個地方平均受力，不至於使某個部位傷害累積到不可收拾，但痲瘋病的病人，因為沒有痛覺，所以不知如何調整身體的使用，使得骨頭過度敲擊，造成慢性的損傷破裂，最終形成骨折。於是他募集鞋子給痲瘋病的病人穿，手套給病人戴，例行嚴格檢查各種小傷口，免得累積成大傷害，果然痲瘋病人肢體殘損的情況大幅下降。

他得到一個非常重要的結論，認為**疼痛並不是一種疾病，疼痛並不是一種懲罰，相反地，疼痛是上天賜予我們的一種禮物；疼痛是一種警告，是一種防衛機制。**

這個故事是我在學醫的生涯中，一個很重要的啟示，也是思維上很重要的轉捩點。我很好奇為什麼人在跑步時，會不自覺的調整腳掌著地的受力位置？著地時傷害的覺受機制是什麼？不自覺中調整控制腳步的機制是什麼？是這種機制控制著身體不自覺的肢體動作，並在我們不察覺中形塑了我們的體態？

這本書就是試圖回答這些問題。

開始行醫後，治療的病人絕大多數都是疼痛的患者，因著上面故事的啟發，開始從結構思考疼痛的原因，改變了對於疼痛的觀念，也才真正理解，我通霄師父所說的，疼痛是骨頭跑掉了。

結構與疼痛

疼痛只是發炎反應中的一個現象，但是疼痛卻未必是發炎反應所造成的。

發炎反應，醫學上的基本定義是組織會紅、腫、熱、痛。臨床上經常把許多疼痛，等同於發炎反應，所以網球肘的疼痛叫「伸肌肌腱炎」；腳底的疼痛叫「足底筋膜炎」，還有各式各樣的「××肌腱炎」、「××關節韌帶炎」……但這些疼痛，絕大多數都缺少了發炎反應應該具備的紅、腫、熱這三個因素。

我通霄師父所處理的疼痛疾患，正是這一臨床上認為是發炎，但是卻缺少紅腫熱三個因素的疼痛。

要理解這種疼痛，我們可以做實驗，找個人來，將他的手肘伸直，然後將他的手掌用力往尺側（小指頭方向）彎曲，彎到整個手臂筋被拉直，整隻手臂有痠的感覺出現，然後壓橈骨莖突（大拇指側、手腕上方凸起的骨頭），這時只要稍微用力壓，橈骨莖突就會痛。把手肘放掉恢復原狀，再用力壓橈骨莖突，這時就沒有痛感了。將手肘再往尺側彎，再壓，又會痛，放掉再壓，又不痛。所以一個地方會不會疼痛，其實是跟組織繃緊的程度有關，未必是組織發炎了。**發炎反應基本上有免疫系統參與其中，疼痛是發炎反應中的一個現象，但是疼痛卻未必是發炎反應所造成的。**

我們身上造成疼痛感覺的接受器，是一種張力感受器，當組織之間的張力大到某種程度以後，它就會被誘發而產生一種神經衝動，當這種神經衝動傳進腦中，大腦的解讀就是疼痛。發炎會造成組織間的腫脹，而使得痛覺接受器被誘發，所以，除了因為血管擴張造成的發紅、發熱、組織間滲漏造成的水腫之外，也會伴隨疼痛的感覺。但是即便沒有發炎反應，只要結構出現異常，組織間的張力增加，同樣會產生疼痛的感覺。

通霄師父所治療的疼痛，就是因為結構錯亂而來，所以師父的那些手法，主要是在矯正錯亂的結構、還原組織間的張力，使得疼痛接受器不會再發出神經衝動。

這種情況正好說明了前面那位外科醫師的結論，疼痛是一種警訊，而不是疾病本身。引起疼痛的組織間張力增加，有許多不同的原因，像結構錯亂，發炎引起的水腫，不正常組織增生腫瘤的壓迫、侵蝕等等，都會造成疼痛；而疼痛的感覺正是為了喚起身體，去解決疼痛產生的原因，所以那位醫師說，疼痛是上天賜給我們最好的禮物。但是現在我們無論在常識上或是臨床上，都習慣把疼痛視為一種疾病、是一種麻煩，或是一種對生活的干擾，而急切的想要消除這種症狀。

我們身上許多的感覺，像聽覺、嗅覺、味覺等，都會隨著時間而遞減，我們會逐漸的不在乎這些刺激的重複出現，只有疼痛這種感覺，是不太會隨著時間遞減的，因為疼痛如果會隨著時間而遞減，造成疼痛背後的因素，就有可能會危及生命安全。

結構引起疼痛的例子

改變了疼痛的覺受，並沒有改變整個結構系統，處理疼痛的局部，就結構的觀點來看，其實是一直在加害「被害者」而已。

很多年前，有一陣子，好朋友有事，我去替他看門診，跟診的年輕護理師看見我很高興說：「林醫師，救命，我的手網球肘痛了好幾個月了！」我摸到疼痛部位的伸肌肌腱上，有兩條繃得很緊的細條索，那時候正在探索疼痛與結構的關係，認為這兩條細條索就是直接造成疼痛症狀的因，因爲張力緊到超過了疼痛的閾值。

這兩條細條索連接在骨頭上，而且很淺，透過皮膚可以清楚的摸到。我拿了兩支一寸的細針，將針刺入，然後沿著皮膚下，正對著那兩條細索在皮下走，直到斜刺的針身完全進入皮膚下，再用透氣膠布貼著，將針固定好。要護理師活動一下試試。她動了動手，試著提一些重物，然後很高興的跟我說：「哇！完全不痛了！」

門診開始，只見她很認真的工作，抱東抱西，重物提來提去，直到門診結束，我才將她手上的紙膠撕掉，針拔出來，然後跟她說：「下次來，不可以罵我喔！」她說：「不會，不會。太感謝你了。」我說：「記得妳現在說的話喔！」而後趕忙逃離。第二週，我再去門診的時候，護理師看見我就開始罵了：「林醫師，你真糟糕，明知道會痛，你還不告訴我，害我痛了一整晚。」

事實上，當時為了釐清疼痛與結構的關係，因此，我在這位護理師的身上做了這個小實驗。我在手肘皮下摸到繃緊的肌腱條索，很明顯的是結構發生了變化（這是跟通霄師父學會了觸診以後），這結構發生變化，背後的原因是很複雜的，兩條細條索雖然是造成疼痛症狀的直接原因，但是卻是結構變化、整個身體協調代償之後的果。由於細條索使得局部張力增加，疼痛感受器瀕臨誘發的邊緣，所以護理師一用力，肌肉繃得更緊，肌腱上的細條索張力更大，於是就痛起來了。

護理師的症狀，正如同臨床所見網球肘病人的主述一樣，主要是不能出力，用力會痛，無法工作，而不是像平常組織發炎一般，會持續抽疼，疼痛不休。

我在肌腱條索的皮下沿皮扎針，目的是為了改變局部的張力結構，因為很明顯的，針扎了以後，條索變得比較鬆（這背後有非常複雜的理由，很多年以後我才弄明白，主要是身體會協調組織間的張力，使得組織間不會有張力的斷層）。張力結構改變了，瀕臨誘發邊緣的痛覺感受器也就不再那麼容易被誘發，於是她的肌肉又可以恢復收縮做功的能力，不會因為疼痛的覺受而回饋抑制，就不再有不能出力的感覺。

至於我的針其實只改變了疼痛的覺受，類似止痛的作用，並沒有改變整個結構系統，真正有問題的是整個結構系統發生改變，手肘上變緊的肌腱細條索只是張力結構下的一環，反而是整個結構代償下的犧牲者、被害者。而當我用針使她疼痛的覺受消失了，也就使抑制傷害繼續擴大的警戒系統被撤除，因此她可以繼續努力工作，如此一來，有問題的結構會因為肌肉收縮而越來越惡化；當我把針拔掉，張力最大的地方，疼痛已經超過警戒值，一下子繃緊的肌肉無法放鬆使系統張力減小，所以就一直疼痛不休，原本不用力可以不痛的狀態，變成連睡覺都會痛。

這個例子同時也說明了某些情況，就是**疼痛常常會越止痛反而越來越痛，止痛藥越吃越嚴重，就是不明白結構在肢體疼痛上所扮演的角色**。而臨床上許多對於疼痛的治療，只是在處理疼痛的局部，就結構的觀點來看，其實是一直在加害「被害者」而已。

觸診的開始

在觸診的學習過程中，師父一再交代，「輕一點，輕一點，再輕一點！」，「慢一點，慢一點，再慢一點！」

跟診後，心中有太多的疑惑，不明白師父是怎麼知道結構是有問題的；不知道師父到底摸到組織發生什麼變化，才知道結構是不對的？

記得有一次上課，師父不經意摸到一位師兄的手指頭，師父說：「你這個手指頭骨頭跑掉了！」師兄說：「還好啊！一直不覺得有問題。」師父壓了一下師兄的手指，師兄痛得「唉」了一聲，才知道手指真的有問題，而且因為很多年了，師兄習慣了，不去理它，也不記得了，師父順手拉了一下，幾年有問題的手指就好了。當年看見師父這樣隨手一摸就知道問題、隨手一帶手指就好了，簡直像看魔術表演，心中是無比震撼的。

我問師父：「到底什麼是骨頭跑掉了？」師父說，骨頭跟骨頭之間的位置不是固定的，是會移位的，骨頭跑掉了之後關節活動就會痛。師父是用「關節之間不良對位的骨頭，活動會產生頂卡」來解釋疼痛的原因。在醫學院教授的知識系統裡，並沒有這種觀念。

我又問師父：「怎麼知道骨頭跑掉了？」師父說：「骨頭摸起來會打到手！」師父帶著我的手摸，什麼叫打到手的感覺。師父並沒有解釋什麼是打到手，每次問就是帶著我的手摸而已。後來我才明白，解釋什麼是打到手其實不重要，摸得清楚什麼是打到手才重要。雖然師父並不明白骨頭打到手在組織學上的變化，但完全無礙於師父是結構治療的大師。

師父帶著我做觸診時，我的感覺是手沿著皮膚在關節上滑移時，摸到皮膚下面的骨頭並不平順，骨頭會頂住我們的手，使我們的手在滑移時出現阻力，手下會有像輪胎經過突起路障的感覺，這就是打到手。許多年後，我才有辦法解釋，這個打到手的感覺，結構的變化竟是如此的複雜，但是不管背後的理由多複雜，直觀的感受那種不順暢，才是診斷跟治療的真正所依。否則即便知識上明白，摸不清楚一樣完全無用。

當我們還處在學習的混沌中，師父要我們在身體的兩側對比觸摸，去對比有問題跟沒有問題的手、有問題跟沒有問題的腳，這樣才能夠知道有問題的結構到底是怎麼一回事，才能夠真正理解什麼叫打到手的感覺。因為有問題跟沒有問題的結構，痛與不痛之間，差別就在局部張力是否大到超過疼痛的警戒值。

在觸診的學習過程中，師父一再交代，「輕一點，輕一點，再輕一點！」，「慢一點，慢一點，再慢一點！」在後來的學習中，無論是觸診還是治療，師父看著我們做，講的話永遠是這兩句，輕一點，慢一點！

對我們原本的覺受系統而言，這些微細的變化，是沒有什麼意義的，從來不會去注意，也無法分析比較。**必須要輕輕地、慢慢地，讓這些微細的感受，在大腦裡清楚明白的烙印，儲存足夠多的資料以後，才能夠分析歸納，在大腦內做出各種類別的資料庫，如此才有辦法真正的應用。**

倘若我們不具備植物學、分類學方面的知識，忽然進入一個植物園，看到的就只是單純的花草跟樹木，感受顏色跟形狀的大概差別，只能憑本能感受美不美。但是一個植物學家，看到的是樹幹的形狀，樹皮的顏色、紋路，樹枝的分叉方式，葉子的生長方式、形狀、質地，這些細密的資料分析，是需要長久時間點滴累積，累積出一個龐大的資料庫，憑藉這個資料庫才能夠一眼望出植物園的特色，各種植物種植安排的目的。

在觸診上也是如此，經驗是逐漸累積的，常常有學生抱怨手感不好、摸不清楚，沒有累積出自己的資料庫，手感當然不好啦！植物的分類，主要在形狀、顏色這些使用的是我們日常生活中就一直習慣的感官功能，要做出分析比較，是相對容易的，因為我們大腦裡已經有很龐大的資料庫。但是手下觸摸的覺受，其中各種微細的差別，是需要先有一個思維架構去歸納、儲存，手下感覺與資料庫不斷地反覆對比，慢慢地這些資料庫才能變成背景知識——一種我們不需要再思索，便可以使用的能力——這時才有真正的手感可言。

因此，師父反覆交代，「輕一點，慢一點」，目的就是要我們慢慢建立這個資料庫。初學的學生，最大的問題在於，認為每個觸摸，都有一個對錯的答案、都有一個確定的標的；但是在臨床上並不是如此的。摸到的東西並不一定有絕對的對錯，而是在對與錯為兩端所形成的光譜中，判斷要觸診的東西在光譜中處於什麼位置。不同結構會有不同的形成原因，所以觸診要明白的是這個局部結構為什麼會變成這個樣子？是哪裡來的張力使它變成這個樣子？是一直處在一種不斷區別並解釋的過程中的，而不只是判斷對錯。

其實當年我並不懂其中的道理，真正覺受的建立，這中間還缺了很多精神上的鍛鍊，尤其是一種心靈上的專注，這要等到後來泰山師父給我的訓練完成了以後才明白。

骨錯縫，筋出槽

調了骨頭，筋未必會回去，筋沒有回去，一活動骨頭就又被有問題的筋帶錯位了。

傳統傷科裡，骨折接骨這一部分，基本上已經被西醫壟斷了，剩下留給中醫的——急性的包括非骨折的創傷，慢性的包括長期肢體疼痛、退化性問題、神經壓迫症狀等軟組織系統的問題。

在一般用手法或理療器具治療結構問題上，對於軟組織系統的處理原則，有專注在骨架系統的整骨派，也有直接處理軟組織的理筋派。師父思維核心是骨頭、關節，認為骨頭對了，系統就對了。師父雖然也有很多理筋的手法，但是基本上屬於整骨派。

當年師父教導，不對的骨頭、關節，摸起來會打到手；會打到手的原因，是因為對位不良的關節面，骨頭會有凸起的稜角。那時候看師父整骨，我們總以為，摸清楚骨頭移位的方向，找到突出的骨頭的稜角，把稜角調進去，關節對了，問題就解決了。因此當我們初學的時候，基本上也是整骨派，骨頭的對位是所有問題的核心。

當我們這群弟子，在奮力調骨頭的時候，只專注在使關節面對齊，關節面調整後是否變得圓順，而不知道要注意調整時手下的感受。明明看師父在調整的時候，是非常輕柔的，感覺不出來師父在用力，但是我們這些徒弟，一個比一個暴力，因為認為疾病的問題核心在骨頭的對位，只要把關節面拉平、扯平、擠平就好，手下輕重有什麼關係；而師父輕柔是因為熟能生巧，等到我們以後熟練了，自然也能越來越輕柔的。這種想法，某種程度是跟西方整脊的想法一樣的，使用頓挫的力量把骨頭調正，問題就可以解決了，因為他們認為問題的核心就在脊椎骨及骨盤的排列錯亂上。

傳統傷科的整骨派有所謂「骨正筋自柔」的說法，與現代對於疼痛的觀念，認為症狀是由於肌肉、肌腱、韌帶過勞、損傷而來，有天壤之別。兩者的分別，粗略來說，在於骨架錯亂和肌肉傷害，到底何者是因？何者是果？

現在的復健醫學，認為非外傷性引起的四肢疼痛，主要是由於肌肉的過度使用，導致肌肉僵硬、無法放鬆，因此治療上會尋找與疼痛症狀直接相關聯的肌肉，直接處理這些有問題的個別肌肉，做為主要的治療手段。

就肌肉張力的變化而言，我們調整骨頭，事實上也改善了伸肌及屈肌的張力狀態，因為這種調整意涵了歸位的概念在其中，歸位時，可以同時調整改善肌肉肌腱的旋轉（所有的錯位都是一種旋轉，後面會說明），因而療效比只專門處理跟疼痛症狀直接相關的肌肉，要好許多，但是也僅僅是治療的當下好許多而已，並沒有真正的治癒，門診中會重複出現的還是那批病人，有著同樣的症狀，只是緩解期比直接處理有問題的肌肉，在時間上要長了許多。

隨著治療經驗增加，熟能生巧，在治療的過程中，手法的運用也越來越輕柔，治療效果也越來越好，因此更加認定了，只要手法能夠跟師父一樣輕，就能夠有師父一樣的療效。

當師父看著我們的治療，永遠說著，「輕一點，再輕一點」，我們那時候不能理解師父這話的實質內涵，單純認為越輕才能看得越清楚，因此想辦法在使用頓挫歸位的力量時，盡可能地輕，但是不管多輕，本質上使用的還是直接歸位關節的頓挫力量。我就在這種錯誤的思維跟操作方式中，虛耗了四年。

我在思維上超脫這種直接用頓挫力量對位關節，是直到有一天，看到書本上用「骨錯縫、筋出槽」這個詞，用來說明中醫傷科治療疼痛的基本概念，腦中才開了一片天。原來師父對於錯位關節的認知，可以精確的用「錯縫」來形容，師父一直說，**骨頭跑掉只有一點點，把那一點點挪回去就好，用力扯骨頭就對不到位了**。當真正理解了什麼是「筋出槽」，也才理解為什麼骨會錯縫，釐清了筋跟骨之間的關係，才了解師父一再說的輕一點是什麼意思。

「筋出槽」的概念，指的是不對的筋所處的狀態，觸診時的感覺是「出槽」的；如同

該入槽的東西沒有進入溝槽，觸診上其實和「打到手」是同一回事。那時候才明白，為什麼治療有瓶頸，因為以暴力頓挫的歸位骨頭方式，調了骨頭，筋未必會回去，筋沒有回去，一活動，骨頭就又被有問題的筋帶錯位了。所謂的骨正筋自柔，是因為沒有理解筋出槽的複雜性，強迫骨頭歸位的方式，或者說骨頭歸位的行進路線，並不能同時解決肌肉不對的狀態，也就是無法還原真正的筋出槽。

但是當我開始知道需要處理筋的時候，才明白筋出槽的問題，不是單獨出在一條筋，也不是單獨出在一個局部的區域的肌肉；一個關節有問題，也不是單獨一個關節的問題而已。

跨關節的筋

肌肉系統變化，是一整串的，有點像骨牌效應，不會只有單獨一條肌肉出問題。

「骨錯縫」跟「筋出槽」其實指的是同一件事，只是分別對於以骨頭或筋為主體的描述而已。當我開始學習處理筋的時候，真實情況卻讓我困擾不已，原來要處理一條筋，或是說一條肌肉，牽連的並不只是單獨這條肌肉，或只是一個關節而已。

筋當然主要指的是肌肉、肌腱，所有的肌肉都附著在兩個不同的骨頭上，所以一條有問題的筋，同時會影響到兩根骨頭，因為一條肌肉張力有問題，肌肉收縮，張力不只增加在一條肌肉上，而是會同時拉近所附著的兩根骨頭。尤其這條筋，如果跨過不只一個關節，那影響就更複雜了，它不是只會使一個關節錯縫而已，更可能會拉垮一整個系統。

更麻煩的是，同一根骨頭常常不只一條肌肉附著，我們肌肉的使用，如下臂肌肉，屈肌或伸肌都有一個共同的起點，是一整個協同肌群在運作，而且肌肉之間有纖維組織包裹一起，一條肌肉收縮的張力，是會牽動其他肌肉的，而每條肌肉收縮的方向又不太一致，所以一條因過度使用、持續收縮繃緊的肌肉，也就是出槽的筋，會使得一整組肌肉都出問題。而屈肌張力改變，伸肌的張力同樣也會發生改變，所以肌肉系統變化，是一整串的，有點像骨牌效應，不會只有單獨一條肌肉出問題。舉個例子來說，讓手腕彎曲的橈側屈腕肌，它從肱骨跨過尺橈骨接在腕骨跟掌骨上面，如果因為過度使用，暫時沒有辦法完全放鬆，處在輕度繃緊的狀態，這時我們的手腕是會不自覺地下垂、旋前的（往大拇指方向旋轉），這時下臂骨頭之間的力量連線是中斷的，因為橈側屈腕肌某種程度縮短了。當我們的手掌要抓握東西，下臂肌肉需要用力的時候，為了力量的連貫，手腕跟尺橈骨是會旋轉使力量的連線接上，這麼一來，不夠長的橈側屈腕肌會把肱骨跟著帶旋轉，而肱骨一旋轉，肱骨頭在肩胛骨內的位置也跟著旋轉，附著在肱骨頭的肩部肌肉群（旋轉袖）張力跟著增加，肩胛骨在體壁上的位置就會被帶偏斜掉。

所以有一條肌肉出問題的下臂肌群，會繃緊整個下臂屈肌，使得伸肌也繃緊（不只是因為張力的拮抗，同時也因存在著軸線的旋轉，這點後面再說明），同時會使得這組肌肉系統所附著的骨架跟著歪斜旋扭，於是最終影響到肩帶系統，使得體壁跟肩胛骨之間出現類似錯亂的張力。

因此當筋出槽時，只處理一條肌肉是沒有看清楚整個系統的變化，而整骨派的正骨手法，在歸位的過程中，沿著直線的方向強迫擠壓骨頭，或旋轉屈伸去歸位骨頭，同樣無法在過程中歸位各個不同收縮方向的肌肉，反而會使得其中某些肌肉被扯得更緊；因為強迫伸展關節，其實是直接對抗了那一條繃緊拉歪關節的肌肉，而那一條繃緊的肌肉是系統代償的果，而不是致病的原因。

手臂系統的問題，最終都和肩胛骨有關，所以在那段學習處理肌肉的時間裡，我知道**了手臂的問題，像網球肘、高爾夫球肘、媽媽手、腕隧道症候群，單純調整肱骨、尺橈骨是沒有用的，肩膀沒有處理好，當下所有局部治療的改善，都是暫時的。**莫怪師父在處理手臂系統的問題時，第一個下手的動作，叫做「退胛骨」，解開肩胛骨和體壁之間的張力連貫。

於是在治療上，我就不會依著從前學校教的，只處理一條有問題的筋，而會在整個系統上，所有可以摸到的肌肉僵硬點，都用針扎開，尤其是肩膀，然後再依照師父所教的觀念去調整骨頭，很多病人就不需要再來複診而真正好了。只是這樣子的治療，不管是針灸還是整骨，病人常常會有明顯的痠痛出現，很納悶師父為什麼輕輕的搖，也不太需要理筋，更不需要扎針，病人也不痛，但是同樣會好。

如果我這樣的治療方式病人會好，是因為同時解決了骨架跟病人肌肉系統的問題，那麼師父的輕輕搖動也能治好病人，必然也同時解決了我所處理的問題，但是師父到底是怎麼做的呢？大師兄說：「你們都沒有學到師父的心法啦！」那究竟師父的心法是什麼……

膝關節與肘關節

這兩個關節有問題，都是被附著在該關節的上下兩組肌肉的張力所決定的，單純治療該關節，是完全無法解決上下兩組肌肉系統的問題的。

我們身上有兩個關節是屬於中繼關節：肘關節跟膝關節，這兩個關節剛好可以用來說明肌肉跨關節連接的複雜性。這兩個關節有問題，都是被附著在該關節的上下兩組肌肉的張力所決定的，單純治療該關節，譬如只調整該關節的骨位，或是處理關節上的肌腱、韌帶，是完全無法解決上下兩組肌肉系統的問題的，所以導致肘、膝關節的疼痛治療不易。

這裡先說肘關節。

我們以網球肘為例。醫學上網球肘的病名叫「肱骨外上髁肌腱炎」，症狀是肱骨外上髁的伸肌肌腱用力時會痛，就結構上的變化而言，是因為伸肌的肌腱張力變大了。而肌腱張力變大最主要的理由，並不是由於單純的肌肉使用過度，持續處在收縮的狀態，而是因為橈骨頭的位置改變了，橈骨頭發生旋轉，脫離它原來的位置，頂住了伸肌肌腱，使肌腱變長，收縮時張力增加，並不是肌腱處在發炎狀態。

橈骨頭發生旋轉是因為附著在上面的肌肉張力改變了，肌肉張力改變會有上下兩個來源。下段的張力來源，是因為下臂屈肌系統收縮過度，橈骨下端被手腕、手掌帶著往旋前方向滑移，尤其是腕骨跟第二掌骨會旋前更多，手掌會呈現旋前彎垂的角度，伸肌被拉長而使得伸肌的張力增加。

另外橈骨上端（近心端）的張力來源，是因為下臂屈肌收縮（屈腕用力）的時候，肱二頭肌做為協同肌群的一環，也會跟著收縮，而肱二頭肌的肌腱接在橈骨上端的內側（靠近尺骨邊），所以肱二頭肌收縮時，會把橈骨頭往旋後方向帶動，因此橈骨頭跟肱骨小頭之間就脫離了原本的位置，看起來像是橈骨頭往外頂出去了，頂住了伸肌肌腱，讓伸肌肌腱變長而張力增加。所以就結構上來說，真正讓伸肌肌腱張力增加的，是肱二頭肌的問題。

一條肌肉會處在持續收縮無法放鬆的狀態，背後常有很複雜的結構理由，有時單純是因使用過度而收縮，有時是因為附著的骨架移位被系統牽引所致，是身體肌肉骨架系統代償下的結果。所以肱二頭肌之張力持續改變，除了因肌肉過度使用而收縮外，也會因肩胛骨的移位而改變。當肩胛骨跟體壁之間位置發生改變，肱二頭肌、肱三頭肌的張力也會跟著改變。

當肩胛骨往身體的後下滑移，會使得喙突往上翹起來，肱二頭肌短頭被拉長，肌肉張力增加。當肩胛骨往身體的前上滑移，肱三頭肌的長頭受牽扯，肌肉張力因而增加。至於肩胛骨往前上或後下滑移，是指相對於體壁而言，所以有可能是因為手臂肌肉的收縮，也可能是體軸旋轉而使得肩胛骨的相對位置改變。

所以同樣的，高爾夫球肘（肱骨內上髁肌腱炎），結構上的直接原因是下臂屈肌張力增加，因而用力時，肌腱附著的地方疼痛。但是更上層的結構原因是由於肱三頭肌張力改變，拉歪肩胛骨，肱骨因而旋轉，肱骨跟尺骨之間的相對位置改變，肘關節出現發生轉折的張力，所以患有高爾夫球肘的病人，手肘都很難在沒有張力的情況下完全伸直，而這種肘關節的轉折使得下臂屈肌的張力增加。在臨床上，這類患者常常可以在觸診上，摸到患側的四、五、六肋有明顯的不平整而頂歪肩胛骨，不只是高爾夫球肘，凡是尺側有問題的疾患，肋骨肩胛骨都有相同的變化。

膝關節跟肘關節造成結構錯亂的原因，基本上是相同的，當膝關節有長期或慢性的問題，不是由於下面腳踝足弓的結構錯亂了，就是由上方來附著在膝關節的肌肉系統錯亂了。

由於足弓的形狀、距骨的位置，決定了脛腓骨的相對位置，也就決定了大部分膝蓋下方的受力力線。但，足弓的形狀是會改變的。如果腳沒有受傷，足弓的形狀，主要依據骨盤的形狀延伸下來的受力方向成形；如果腳踝足弓受傷，結構有錯亂，會由下而上反過來改變骨盤的形狀，這時候膝蓋的上下就會有旋轉的張力。不過還是可以大體上區分，膝蓋下方的力線主要由足弓決定，膝蓋上方的由骨盤與體軸上的相對位置所決定。

對於下臂而言，肌肉的受力力線基本上是直線，在直線的排列上，八個腕骨會改變相對位置去適應下臂肌肉張力的變化，而腳踝則有一個幾乎是90度角的轉折，足弓裡骨頭的相對位置並不像手腕那麼容易可以瞬間改變；也就是說，小腿肌肉的形狀及收縮方向被足弓限制，要改變並不容易。反過來說，足弓的形狀也不容易被上面下來的受力改變，膝蓋在這上下力線的角逐裡，就成了受害者，**膝關節的變形、退化就是由這樣來的。膝關節的退化，最重要的原因並不是過度使用，而是上下張力不連貫來的。**

解釋清楚那時我所了解的系統複雜性，才比較容易明白為什麼後來我進入用導引方式去引導結構改變的思路，中間思維的轉折是怎麼來的。

對他而言，那些變化中的東西叫什麼名稱並不重要，重要的是他的手認識那些東西，知道它們之間的互動關係。

通霄師父

我有三位師父，通霄師父、泰山師父、士林師父，因為這三位師父個別的弟子裡，跟我有不同的交集，談話中如果都稱師父，弄不清是哪一位，所以我們就習慣用師父的居住地，而不用師父的名諱來稱呼師父。通霄師父住苗栗縣的通霄鎮；泰山師父住從前台北縣的泰山鄉；士林師父住台北市的士林區。

稱師父，是有特別意涵的。凡是指引我、教導我，傳授我知識的，我都尊稱為老師，值得尊敬的長輩也稱老師，但是師父是不一樣的。稱呼老師，是指這位老師所教的東西，是書本上有而我可以自己讀懂，或是依著經驗我可以慢慢摸索掌握，不見得非這位老師的教授不可，屬於這種情況的，我一律稱為老師。

而師父是指傳授給我一些除了他沒有其他人可以給我的經驗，這些經驗不是我在書本上可以讀懂，更不是我自己憑經驗可以摸索出來的，這才是師父。師父為我生命添加了新的元素，生命的質因而改變，像改變了基因，使種子長成不一樣的植物。**師父是在我生命裡烙印，因而跟原本的族群有了分別，引導我走上了一條沒有他就不可能走上的路。**

通霄師父叫黃雲溪，將近八十歲過世。我是師父在六十多歲、快退休，想把一身本事傳承下去時，所收的徒弟。師父第一批弟子有十個，隔年又收第二批十個，我是第二批裡的弟子。那是在我不做病理科醫師，轉做中醫的第二年。

師父的祖父是中醫師，從小便經常跟著祖父看病、出診。據師父描述，他祖父是個可以救人於瀕死的高明醫師。師父的祖父過世時，師父似乎還很年輕。師父的父親並不業醫，他前半生也不是以醫為業，似乎從事過很多行業（詳情我並不很清楚），只知道他開的是中藥店，但不具有醫師執照，只是斷續的在藥店裡為有需要的人做身體的調理，慢慢累積經驗，中年後才完全以醫為業。就因為我父親和通霄師父的緣故，我非常討厭有些人完全以有沒有醫師執照為正義及道德的判準，胡亂罵人密醫。

師父說自己學醫的轉捩點，是在軍隊服役時，因為正好遇上八二三砲戰，所以師父最喜歡講那段經歷。師父說，那時有人受傷了，他便用理筋整骨手法替人治療，旁邊一位老兵，江西人，跟師父說：「看你做，好像學過，仔細看，做的又都不對。」於是他就教了師父整骨的手法，也就是我這門手法的來源。那位老兵的姓名不可考了，不過我想那時師父應該只學得一些基本概念，師父的手法還是他自己後來摸索出來的。

師父就是老一輩的鄉下醫師，沒有充足的現代醫學知識，是屬於「手下了了分明，不知現代名相」醫師，當年為了教我們這些徒弟，還特地去買書了解各種解剖名詞。師父有些字不會讀，橈骨唸成「攪骨」，我聽了一個月的課，一頭霧水，不知道師父在說哪裡，後來才知道原來師父讀錯字了。最有趣的是，師父在調整肩膀時，肩胛骨往外到肱骨的肌肉都叫外角肌，肩胛骨往內到胸椎的都叫內角肌，肩部區域的肌肉就分這兩組，解剖上實際肌肉的連結和作用，一點都不重要。

師父掌握了身體結構的動態原則，掌握了筋骨活動中一系列變化的細節，對他而言，那些變化中的東西叫什麼名稱並不重要，重要的是他的手認識那些東西，知道它們之間的互動關係。所以雖然不知道現代醫學或解剖的知識，但是對師父所要處理的系統結構變化，顯然影響不大，無礙於師父是個極高明的醫師。

當我在台灣醫界有點名氣以後，因為常常在各種演講中提到我師父，所以很多人希望邀請我師父出來演講。終於師父答應出席了一場為名老傷科師父舉辦的演講，那是我師父唯一的一次公開演講；在那一次演講以後，許多當時大醫院的傷科主任、枱面上的理事長，通通跑去拜我師父為師，總共師父所收的磕頭弟子，大概五十個以上。可惜的是，師父當時已經重病體衰，後面收的弟子，都沒有學到師父的心法。

悟心法

師父心法的核心，其實就是「看見」，清楚看見整個系統結構的變化。如果沒有看見，即使再輕柔的手法也是不對的。

師父的本事，都是從做中領悟而來，沒有憑藉什麼醫學知識，所以在傳承上就出了問題。每次我問師父問題，師父常常說不出所以然來，只能做給我看，但是因為手下的經驗值相差太遠，其實還是不知道師父到底在做什麼。

每個動作，背後的目的，都由原本的生命經驗和知識所形成的。

師父手下對筋骨結構變化的理解和掌握方式，遠遠超出我原本的生命經驗值，因此我不可能理解或推論出師父為什麼這樣做，而且師父缺乏現代醫學知識，無法用現代醫學裡的基本術語去解釋，只能用他所能描述的方式來述說，而我一直想要用醫學的基本知識去解釋這些描述，雖然自己強加的解釋好像懂了，但後來才知道，其實當時是完全不理解師父到底做了什麼。

像手腕或手肘有問題、需要調整尺骨這件事情，我至少問過師父十次，尺骨怎麼調，師父每次做給我看的方式都不同，我不能理解為什麼同一根尺骨會有這麼多不同的調法，只能依樣畫葫蘆，胡亂拉扯一番。所以我至少學過十種調尺骨的辦法，但是沒一種管用，那段時間裡，尺骨有問題的病人，從來沒有醫好過。

下臂尺側的問題，在我懂了肌肉跨關節連結的特性後，明白了系統的狀態決定了局部的問題，藉著用針去處理整個手臂肌肉張力的方式，對尺側問題才有明顯的治療效果，但是不明白為什麼師父輕輕的牽引搖動，可以做到我必須用針、處理那麼多的點，以及那麼多肌肉不正常的狀態，才能解決的事。

那時候通霄師父處的大師兄，是唯一一位手法被師父認可的。大師兄並不是學醫出身的，所以跟師父像一個模子印出來的，用他自己的想法去解釋手下所做的事，而不是用現代醫學的角度去說明。從前問他師父所教的東西，他就照師父的樣子比劃給我們看，然後說，「這就是師父的心法！不懂是你悟性不好。」有時很想踢他屁股。

大師兄和我有兩位共同的師父，有一年的農曆過年，幾位師兄弟在泰山師父家喝春酒，那年大師兄喝的半醉，心情極好，又礙於泰山師父的面子，我便死纏著他問，一遍又一遍的要他做。面對師父，總是心有罣礙，師父教一遍，不管懂不懂，總是恭敬謝師，然後躲一邊去練習，不敢一再追問。但難得有這一次糾纏大師兄的機會，我終於好像開竅了，一種模模糊糊的感覺，原來師父調骨頭的方式，真的跟我們做的不一樣，那種輕柔應該是一種帶領、一種引動，而不是強迫……

不久之後，我又有機會跟師父見面，還是問尺骨怎麼調？雖然我已經有辦法解決尺側的問題，但是仍然不明白師父到底是怎麼做到我說的那些複雜細節。師父又在我身上做一次給我看。那一次，我真的懂了，一種恍然大悟，忽然好想哭，我花了四年的時間，依樣畫葫蘆，居然全部都弄錯了。

原來師父調骨頭，根本沒有抓住骨頭，**只是藉著骨頭，牽引著整個系統動，骨頭只是一個調整的指標，調動的是整個系統，根本就不是要調的那一根骨頭！**師父說的調骨整骨，只是**用骨頭的位置做為系統對還是不對的指標，骨頭只是牽動系統的工具。**或許師父在操作中所想的，沒有我現在說的這麼清楚明白，但是所謂的心法就是這個。

終於弄明白師父所謂的「心法」，才知道**師父一直要我們輕一點、慢一點，是要我們看清楚骨頭牽引著的結構，是如何被骨頭牽引著還原；骨頭歸位的過程，也把整個系統牽引還原歸順**。所以師父心法的核心，其實就是「看見」，清楚看見整個系統結構的變化，而不是依著事先摸到的骨頭位置，強迫用力量把骨頭對位回我們希望的狀態；師父只是用骨位做為診斷的依據，而不是調整的標的。所以如果沒有看見，即使再輕柔的手法也是不對的。從前以為只要能夠像師父那般輕柔，一切就可以，事實上根本就天差地遠。

師父之所以教了我十種調尺骨的辦法，是因為從不同的地方引導，結構還原便會有不同的勢，系統才能順暢連動，我看不見其中的連結，因此就認為有十種手法；看不見內在的關聯，當然十種手法沒有一種是真正管用的。

而當時我用針處理那麼多肌肉的點，只是盡量減輕了系統的張力，事實上並沒有真正的還原。**還原是一個系統一起在動態中歸位的！**後來我才明白，我用針處理的很多點，其實還是肌肉在系統代償中的轉折，而不是真正有問題的點。後來才明白，用針還原，只要還原的勢擺對了，一、兩針就解決了；當時**扎那麼多針，雖然減輕系統張力，解決暫時症狀，但某種程度而言，還是打亂了結構的內在聯繫**。

看見骨頭

真正的「入骱有聲」，其實只是肌肉系統最後鬆開，骨頭滑入窩臼的一種輕微震動感，是手下感受的聲音，而不是耳朵聽見的聲音。

當我懂得了通霄師父的心法以後，所有之前治療為什麼有效的理由，或是治療無效的原因，就似乎豁然貫通了。以前整骨歸整骨，理筋歸理筋，是分開的兩件事，但是在師父的治療理念中，基本上是同一件事。師父也有一些理筋的手法，但是基本上只是把太硬或固著不動的筋，鬆動開來，沒有特別將一組筋中，出槽的一條歸入槽中的概念，實際操作上，筋是跟著骨頭動回去的。我用針針開筋的轉折張力，可以使得調骨頭時，筋容易跟著骨頭走，跟師父理筋的意思是相同的。當筋沒有鬆夠，想要將骨頭歸位是沒有用的。

由於明白整個筋的系統是被骨頭帶回去的，在那段時間裡，慢慢感覺到，筋骨還原的走向，隱約是有一個已經被設定的路線，於是腦中慢慢有了「勢」的概念；結構在真正還原時，會有一種不得不然的走向，像水往低處溝渠流一般。「勢」的概念，後來變成我治療的核心，但是要等到我跟士林師父學完「華佗五禽之戲」後，整個對於「勢」的概念才完全通透。

有了勢的概念，加上學會了用骨頭去引導，我發展出一種新的治療概念，借用師父當年調骨頭時的用語，叫做「封」，把骨頭封住，做為系統還原時，肌肉骨頭行進的路線。

錯縫的關節，關節面摸起來不平整，順著不平整的骨頭稜線，會有一個最高的稜角，當把這個最突出的稜角調平的時候，關節就平了。所以**先輕輕的旋轉牽引調動骨頭，使關節面對平，然後用手指輕輕頂著關節的上下骨頭，算是一種固定的作用，使調整系統時，關節不會再滑開移位，這個動作叫做「封」**。

一開始要封住關節面的骨頭時，手指是要出點力去固定的。接著就順著「勢」牽引整個系統，使肌肉重新在系統的調整動態中鬆解對位，當整個肌肉系統逐漸還原的時候，牽引關節錯縫的力量逐漸消失，封就不需要再用力，當肌肉真正還原的瞬間，關節會有一種滑動感，手指下頂著骨頭的的感覺忽然消失了，附著在關節上面的肌肉韌帶完全鬆開來，這時才是真正的筋骨歸位。

在調整中，所謂的勢，是循著一個讓整個系統張力越來越小的路線行進，一開始試著用這種概念治療時，這個還原的路線還是接近直線的弧，但是後來逐漸明白，這個路線並不是一條直線，而是彎彎曲曲前進的，每一個轉折都是一條或一組肌肉還原時的方向，隨著手下感覺越來越清楚，行進路線的轉折也越來越細膩，在這曲折還原的過程中，還原每一條肌肉。

用封骨治療的概念，來還原系統，我用了很多年，直到清楚了筋膜系統的宏觀及微觀結構之間的關係，治療時所依的，才轉成系統裡的張力，及不同層次的對位，也才明瞭，原來系統的還原，並不是一條條肌肉獨立的還原，而是不同層次不同轉向的網絡重新對位。

傳統骨傷科一直流傳著一句話，骨頭歸位時會「入骱有聲」，我想大家都誤解這句話了。就像現在的整脊醫學，用力扳腰，腰椎會發出清脆響聲，一般都認為這是骨頭歸位發出的聲音，也就是「入骱有聲」，其實這是完全不對的。當調整結構時，如果沒有照著上面所說的，用勢去還原整個筋骨系統，而用暴力強迫骨頭使對位關節平整時，發出的聲響，是肌腱在骨頭上瞬間滑移摩擦來的。這與我所說的還原概念是完全不同也完全不對的。

我覺得**真正的「入骱有聲」，其實只是肌肉系統最後鬆開，骨頭滑入窩臼的一種輕微震動感，只能在手下輕微的感覺到，而不會有聲音發出的**，是手下感受的聲音，而不是耳朵聽見的聲音；如果真的發出聲音，肌肉肌腱絕對不會真正的歸位，那是看不見歸位的方式、路徑，暴力扯動所致。所以整骨時發出聲音是絕對不對的。

在開始用封骨概念治療後一年左右，有一天，我要一位病人面向牆壁，手扶著牆，我站在他的背後，雙手搭著他的腰部，兩個大拇指抵著他的腸薦關節（骶髂關節），等於輕輕封著兩個腸薦關節，然後要他原地踏步，在踏步的時候，順著封著的腸薦關節，引著他的身體動，讓他整個從腳到腰背的筋骨系統歸位。那個時候我忽然有一種「看見骨頭」的奇怪感覺，就是我的手完全掌握了手下骨頭的動態，像眼睛看到前面的骨頭人走路一般。

那是一種奇妙的感受，像是手長了眼睛一般，手下觸摸的骨頭動態，在腦中三度空間清楚的成像。我問泰山師父，這怎麼一回事，師父說，這種直觀的感受，這叫「觸見」，與聽見、看見同樣，是一種清楚明白的「見」到。

當我看見骨頭以後，在治療調整中，整個過程就變得宛如行雲流水，因為只要手搭著骨頭，要怎麼樣引，系統才是對位的，完全不需要思考，彷彿親眼見到一般。我所要調整的局部骨架系統，藉著我手的觸見，彷彿回家的路一般，不需思索辨別。這時候，才感覺我的傷科入門了，有點跟上通霄師父的腳步。

學習醫術最常陷入的困境：
學了一大堆治病的方法，而沒有學會真正的看病人。

泰山師父

師父是我這一生中最重要的精神導師。陰陽五行的道理、術數的運用，佛道的根本世界觀、道家修行的次第，修定，和禪宗的看話頭功夫，都是師父教導我的。

在我跟著通霄師父學習的時候，氣功正流行，師父有時候也會用氣功治病，眾師兄弟便一窩蜂跟著練功。那時師兄弟中剛好有人認識泰山師父，說是有道高人，道行很高，可以指點我們氣功，因此介紹我們去跟師父認識。

泰山師父陳萬成，住在原本台北縣的泰山鄉，是我這一輩子最重要的精神導師。師父家貧，半工半讀，沒有什麼光彩學歷，只有高中夜間部畢業，一切知識都由自學而來，那無比的智慧我想應該來自上輩子的宿慧。他的職業是陽宅命相師，主要幫人用八字批流年、看陽宅，也用符籙替人化解災厄。

師父既修道也拜佛，雖然修煉道家氣功及養身之術，但修行走的是偏禪宗路子。師父常常說他的職業是非業，因為會干預別人因果。表面上師父像道士，既畫符籙也辦超度法會，但是我覺得師父在面對客人、幫他們解決難題時，其實是用他無比的智慧，在做心理諮商師的工作。

師父有些神通，但基本上不說。記得有一次，一個好朋友腰痛，那時我已經有點本事，在看見骨頭之後好幾年了，也教了不少學生，但我醫了他三個月，朋友的腰痛一點起色都沒有，完全不知道為什麼他好不了，於是帶去給師父看看。師父只說沖煞到了，畫了一張符給我，要我帶他去祖師神像前將符火化，我朋友在回去的路上，腰痛就好了。

眾師兄弟跟著泰山師父練氣功，一開始師父教大家導引小周天，氣由會陰上督脈再沿任脈下經會陰過長強再上命門，這比一般導引小周天多了長強到命門，這一段師父稱可以潤燥，才不會火氣上升。練了一小段時間後，我的問題來了，所有師兄都似模似樣的坐著，認真練著，只有我一個人，坐著就打瞌睡，完全控制不了。別人打坐，我笑稱自己永遠在「打睡」。

我問師父導周天的目的是什麼，師父說：「沒什麼，讓你的心很忙而已！就像數息、念阿彌陀佛一樣，讓心專注在一件事情上，心就沒有空想別的事。」我問師父：「不是要練功嗎？那氣功呢？」師父說：「沒有『定』，哪有『功』。『定』是內門、外道的共法，不管哪一門，都要修定的。」導周天一開始的目的是為了修定，有了定以後，才有覺受，對自己身體有了覺受，才能控制；當對身體的掌控入細入微以後，自然能明白氣與質之間的交互作用。

整整一年多，師父為我一個人上課，一個星期一個早上，然後中午師母煮飯給我和師父吃。說是上課，其實是閒聊，無所不談；閒聊中，我對生命的看法、對世界的認識，逐漸被洗刷、重建。在那一年多裡，師父教我陰陽五行及術數的道理，包含在八字命理、相學、風水上的運用。也教我佛家、道家的根本世界觀、道家修行的次第，教我如何修定，以及禪宗的看話頭功夫。

修定有非常多法門，師父最後為我選了一種類似行禪的功夫，就是我後面會談到的走路練習。當我走路由數息而到隨息，覺受由粗而細，有了基本功夫，師父再告訴我「動中定」跟「靜中定」的區別，要我練習的重心由動轉入靜中修煉。

師父說我做結構調整，是動中功夫，手搭在病人身上，病人筋骨的所有變化，在治療中，我的手下要清清楚楚，這是一種動中定；在動作中，我手下清明覺知的念要一直持續不能斷，始終了了分明的看著。沒有動中定的功夫，像用頓挫的力量拉扯扭旋骨頭，在使用暴烈力量的過程中，那個看見病人的念是消失不見的，**看見的定力一旦丟失了，病人的結構變化就失去原本的清明控制，治療有沒有效果，變成只能是一種預期而已，而不是一種像拿起杯子喝水進嘴裡的這種確定。**

師父說，動中定的功夫，在走路中修煉、在工作中實踐，功夫會越來越純熟，這和以後參禪看話頭動中修的功夫是一脈相通。這種醫療工作可以在動中修定，為以後長養慧命做準備，實在是好工作。但是動中定的功夫，終究比較粗疏，不若靜中觀看的細膩，所以最後還要我修靜中定。

師父告訴我靜中定的原理，我自己發展出一套靜中觀動的功夫，慢慢手下的覺受才能遍及病人全身，才知道身體的變化是如此的精微。不過這些功夫的完成，雖然是受泰山師父啟蒙、教誨，但主要還是等我跟士林師父練了華佗五禽戲之後，才真正完成。

動中定與靜中定

有了定力，心安而後能觀，覺受才能清明。

一上坐就打瞌睡，問師父怎麼辦？師父說：「你的心太浮躁，所以治療的時候手下毛毛躁躁，看得不夠細膩，非要經過一番修煉不可。既然坐不住，那就用走的吧！從動中定修煉起。」

師父要我在家裡走路，把地板擦得非常乾淨，打赤腳走，一面走路一面數息，一息兩步或是一息四步，息、數、步三個都不能亂，一亂就重數。先數到一千息再說。等到能數到一千息以後，師父覺得基本定力有了，讓我不要再數，隨息就好，然後將數息的念，改成觀，觀腳底感受。

對於修定，師父說，一開始要把散亂無定的心，拴在一處，讓它慢慢安靜下來，叫「制心一處」；把心拴久了，心慢慢安定下來，習慣待在那裡後，就叫「置心一處」。數息是強迫將心「制在一處」，用息、數、步三者拴住，等到功夫純熟了，心能安住，就不需要再數數，只需要看著呼吸的念頭不要斷就好，叫隨息，也就是能置心一處了。

有了基本的定力，念頭才能夠定在呼吸和腳底上，感受腳底下的覺受。**師父說腳的覺受跟手的覺受其實是一樣的，都是體覺的一種，要能專注在體覺上，不管從手還是從腳鍛煉，效果是一樣的。**有了定力，心安而後能觀，覺受才能清明。就像水平靜的流，才能當鏡子用，才能看見水下游魚，在治療中，手下的覺知才能夠持續不斷；心跑掉了，手下清明就失去了。所以一開始，在治療中，常常會發現不知道自己的手在做什麼，就是因為心跑掉了，手下就模糊了，只剩下抓住病人的動作；到底抓住什麼，手下抓住的東西發生什麼變化，就一無所知了。

剛開始走的時候，地板如果沒有擦得很乾淨，非常微細的沙塵，腳踩上去都像被針扎到一樣；慢慢地腳下地板的起伏紋路，逐漸清晰呈現在腦中，到後來腳還沒有踩下去，前面地板的溫度濕度都預先會有感受。

師父要我慢慢地把覺受，開放到全身，感受風、光、聲音。逐漸在移動中，經過不同的明暗，身體會有被光線擊中的感覺；會有被風吹透，身體很多地方微微隨風搖曳的感受；聲音像轟炸機一樣的陣陣轟轟。慢慢地感受這一切，心中隨息的念一直不能掉，隨息的念掉了，那些體覺會引起情緒，會帶來相關的雜念，然後定就不見了。

因為有這種練習，所以後來我的全身都可以做為治療的感受和操作工具，而不只局限於手。像我最常用的調整姿勢，是我跟病人都坐在椅子上，病人的椅子是可以轉動的，病人的腿跨在我的腿上，我可以藉我的腿旋轉病人的身體，調整病人的縱軸旋轉方向，我的手拉著病人手，控制病人的橫軸旋轉方向，另外一隻手搭著病人的背部，控制病人脊椎的曲度，調整病人的前後軸。我的兩隻手和一隻腳，同時感受著病人的三個軸線（注），調整三個軸線之間，不同層次的張力變化，基本功夫就是從走路一年多訓練來的。

（注：所謂三個軸線，縱軸，橫軸，前後軸，主要指的是會讓結構變形的三個力量，影響縱向變形的力量，縱向形成的狀態我們稱它叫縱軸，有生理上意義的是縱向的旋轉。影響橫向變形的力量，所呈現出來，由雙手經過中央胸廓的狀態我們稱它叫橫軸，可以把它想成是兩頭尖的梭狀結構，其中一樣是存在著一種旋轉。同樣的，影響脊柱前後曲線改變的力量，所呈現出來的狀態我們稱它叫前後軸。影響前後軸主要的力量是腹腔內的臟器和骶髂關節的形狀。

前後軸的檢查主要摸的是骶骨、尾椎的形狀，腹腔則是與縱軸橫軸交會的關係，如果縱橫軸調整好都沒有問題了，胸廓下方和恥骨上方，各兩個軸線影響的交會處，還是無法平整聯合，就是前後軸出了問題，操作的手法就是腹部深淺層結構網絡的處理。＊編注：關於三個軸線，本書第150頁將有更詳細的解說。）

動中定修習到一定程度，師父要我轉修靜中定，他說，**不修靜中定，手感就無法真正細膩，心也容易浮躁**。導周天就屬於一種靜中定。師父教我一種方法，就是坐著不動練動功。那時候我已經在士林師父處練華佗五禽戲了，泰山師父要我坐著不動打五禽戲，在觀想中，動作的每個細節，身上的肌肉都要有覺受的跟著腦中的動作動，外表雖然是坐著不動，但是身體的各部分肌肉是微微地在蠕動著的，藉此讓自己對身體的覺受細緻化。

後來我自己發明一種修習的方式，就是躺著呼吸。奇怪的是坐著導引我一直打瞌睡，躺著反而比較不會昏沉，因此我就躺著用呼吸調控全身練功。士林師父說我的辦法叫「躺樁」，有別於一般站著練的「站樁」。

我在日常生活中，用的是腹式呼吸，肋骨除非是在運動時，否則是不動的。但是在躺樁練習中，改成用胸式、腹式呼吸混用。胸式呼吸時，因為肋骨會有開合變化，如果全身放得夠鬆，這個開合的牽引力量，是可以傳送到全身的每個地方，有點像波的傳導，所以在胸式呼吸的過程中，身體有某個地方大腦無法覺受到，就是那個地方沒有放鬆。就像我們平常不容易感受到腳趾頭的位置跟狀態，稍微動一下，感覺接收器受到激發，大腦就能清楚描繪出圖像。呼吸的牽引也是如此，放鬆的話，牽引的波動可以引發大腦圖像，沒放鬆波動也傳不到、傳不過，也就無法覺受。

不同的部位肋骨開合，會牽動不同方向的覺知，所以我後來就訓練不同部位胸廓肌肉的開合，牽引不同部位方向的微細結構。像分別只讓右半胸或右前胸或左後胸的肌肉動，其他部位不動。還有一種方式是，看看想要讓波動傳到左大腿前方或右手臂後方，需要如何控制肋骨的開合部位才能精準傳導到

至於腹式呼吸，牽引的是腹部深層結構，胸腹式呼吸不同的配合，可以使身體表裡結構做不同的牽引配合，甚至可以使脊椎做微微屈伸及不同方式的前後動搖，牽引肛門的升降、足底的脹縮，也才明白師父當年要我們練習導引時，身體實質會發生的變化，絕對不是只有單純意念的導引，只可意會不可言傳的氣的變化。

對境心數起

每一次的聲響都像第一次聽見一般，所有細節要同時清明看見，其中每一樣變化，都要清楚，不滯留在任何一項，也不預期任何一種變化。

小時候看鈴木大拙有關禪學的書，裡面有個故事，讓我既著迷又疑惑，因而忘不了，直到泰山師父教我什麼是「對境心數起」，才明白其中的境界；對境心數起也成為我行醫中所鍛鍊的最基本功夫。

鈴木大拙的故事是這樣的。

有一位科學家做了一個實驗，在三位受試者的頭部放置腦波測定的儀器：一位是沒有經過修煉的一般人，一位是修定功夫很深的密宗喇嘛，另外一位是禪宗的行者。

科學家在三位受試者安靜打坐一段時間後，忽然製造一個很大的聲響，這時候腦波圖上，密宗喇嘛的幾乎沒有變化，禪宗行者和一般人一樣，彷彿受到驚嚇一般，腦波圖都起了很大的變化。經過一段時間，待三位受試者的腦波平穩一些後，又突然製造出一個很大的響聲，三位受試者的腦波圖變化結果還是跟之前的一樣。這樣反覆幾次以後，喇嘛的腦波圖依然不動如山，那位一般人的腦波圖，慢慢變化幅度越來越小，最後只有一點點起伏。而那位禪宗行者，腦波圖始終如一開始那般，劇烈變化，彷彿受驚嚇一般。

我一直不明白這個故事，可是也忘不了。泰山師父解釋，參禪過程中，心處在清明寧靜中，對所有覺受清楚了知，不回應、不預期。像六祖說的：「對境心數起，菩提恁麼長。」對境心數起，是所有的感官覺受都開放，樣樣清楚明白，不執著於一處，心通透靈動，但不預期、不回應、不惹情緒、不追不拒。菩提就是這樣長出來的。因為沒有預期，所以不會像一般人一樣的會適應習慣，因而劇烈聲響每一次聽到都像第一次一般。

有一天，我一個人跑去歐式自助餐，裝了兩大盤各式各樣的菜，慢慢地吃了起來，吃了大約十來樣，就打電話給師父，跟師父說：「師父，我現在一個人在吃百匯！」師父說：「這麼好命啊！」我說：「我吃了十來種，每一樣菜在我嘴巴裡面咀嚼的感受、吞嚥滑進喉嚨的感覺、舌頭的味覺、鼻子的嗅覺，都清清楚楚、了了分明，這樣算對境心數起了嗎？」師父說：「你旁邊坐的是誰？現在放的是什麼音樂？」我說：「哦⋯⋯，不知道！」師父說：「你這是哪門子的對境心數起。」那一次我就真的懂了。

每一次的聲響都像第一次聽見一般，除了聽見、看見、聞見、觸見，每一種「見」都要如實，了了分明，不預期、不留戀，就像我之前的走路練習，光影、聲音、氣流、溫度、濕氣、地面平整度，所有細節要同時清明看見，其中每一樣變化，都要清楚，不滯留在任何一項，也不預期任何一種變化。

後來在看診時，我可以忘記病人的主述，忘記之前治療的經驗，如實的用手、眼去清楚感知病人當下的脈象、結構、動能的變化；治療操作的當下，可以幾乎忘記治療設定的意圖，順著病人的結構感覺走，清楚感知病人結構需要什麼方式、什麼程度的還原；這主要都是因為師父「對境心數起」的訓練。也因此才能明白我去跟過診的一位老神醫，為什麼看病從來不看他之前開過的處方，每個病人來，都只憑當下的脈診、望診開藥，之前開的藥吃了有什麼反應，他從來不看也不在乎。

師父交代我說，把脈的當下，不可以一摸到脈，腦中馬上出現書本上所敘述的脈象來對應；也不可以一摸到奇怪的脈點，立刻聯想起與該脈點相對應的疾病症狀，就像答案一般跳出來，這就是陷入了一種「知識障」。一**陷入知識障，手下、心中的清明就失去了，心、手都被原有的成見給帶走了**。所以一定把完脈離手後，才可以開始思維，同時必須能夠清楚回憶起把脈過程中脈象的所有變化，每一個部位在不同深淺、不同壓力下，脈所呈現的象；這樣才能通盤思考，將脈做為一個完整反應全身各部位結構、動能狀況的微縮影。通過整個結構和動能變化的思考，才能明白病人的疾病或症狀是怎麼來的。

這樣才不會被特別凸顯的脈點或者是脈象所吸引，直接對應書本上的知識，而不能去思維每個人氣機流動變化的實相，這樣會流於追著病跑，被症狀牽著鼻子走，永遠困惑於症狀的境界。這也是所謂的學習醫術最常陷入的困境：學了一大堆治病的方法，而沒有學會真正的看病人。

所以後來我才捨棄了傳統對於脈象的看法，在把脈時，用師父教的態度、方法，把完脈之後，用浮沉、亢衰、盈虧、通滯的思維架構，重新梳理病人全身的「生機流動」狀態，掌握病人的疾病、症狀為什麼在這樣的生機流動變化下，是必然或合理的存在。

師父說：「**不管在診斷或治療，永遠要記得，任運隨緣，應物現形，永遠心如明鏡。**」

望診的練習

每個個體，都是一個完整的小世界，個體裡面的每一個部分，都跟整個個體互相連貫，可以反應代表整個個體。這個也就是望診依據。

赤腳走路是觸診的鍛鍊，師父還教我如何看。看，有遠觀跟近看的分別。

一開始師父要我們觀水晶球。一個大約直徑三公分的水晶球，放在一個小小的木座上，離眼睛大約半公尺的地方，然後專注的看球裡聚集的一個光點。其實這也是修定的一部分，不同的修定方式，只是將心定在不同地方而已。心跑掉了，眼中的光點就跑掉了，也就視若無睹。

然後白天選遠處一個色澤明顯的點，夜裡看遠處的一個光源，不要選擇太亮的，同樣專注著看，不僅是看那個光點，還要看著眼睛跟光點中間，空間裡的所有的流動變化。師父說，要看到遠處的光，會跑到眼前來為止。還說功夫真的練好了，可以把遠處的東西調到眼前來看的。不過把東西調來眼前看這一點，我始終沒有練成。

我問師父，「修定就修心，我用走的不就行了，為什麼還要修眼觀呢？」師父說看近的，是先收攝眼跟心，將心定在眼上。觀遠，就是心能定在眼上以後，練習眼根的作用，古人講止觀，能止而後能觀，鉅細靡遺的看，將空間做為一個整體看，看空間裡的光影流動變化，因溫度、水氣、物體移動而來的變化，看見流動的各種線條。師父說，夜裡觀光點所看見的流動，就是以後望氣的訓練，望氣不能太亮，看不清楚。**在我們初學階段，觸診的功夫是無法轉換為望診本領，六根在初學階段是無法轉換互用的，所以練手跟練眼，雖然都是修定，但是發用的狀態不同。**

這讓我想起《列子》裡紀昌學射箭的故事。飛衛是當時天下無雙的神射手，紀昌想去跟飛衛學射箭，飛衛說，學射箭，首先要學會不眨眼。於是紀昌回去躲在妻子織布機的下面，看著妻子織布，看著織布機上的梭子，不斷地縱橫滑移，看了三年，直到尖銳的錐子刺到眼前了，也不會閉眼。然後飛衛要他練習把很小的東西可以看成很大。於是他抓了一隻蝨子用牛尾巴的毛綁在窗戶上，每天望著那隻蝨子，看了三年，終於可以把蝨子看成跟車輪一樣大，再看其他東西都像山丘一般大，他隨便拿一支箭，一射就射中了蝨子的正中心，綁著的牛尾巴毛還沒有斷。紀昌去告訴飛衛，飛衛說，行了！接著飛衛就教紀昌射箭的技巧，紀昌只花了三個月就學完了飛衛的本事。

飛衛要紀昌學「看」，有兩點：第一是看清事物變化的動態，第二看清事物變化的細節。「看」是本體，射箭的技巧是對應情境的發用而已。這個故事給我很大的啟發，技巧只是次要的，重要的是掌握事物的本質，技巧只是對應本質變化的策略。**在結構治療的學習過程中，我知道看清楚病人身體的變化才是最重要的，治療的手段則相對於不同的人而有千變萬化；所有的治療手段都是一種法，看清楚本體，就可以法無定法了。**所以我在後來的教學中，一再強調，會摸遠比會調整重要；會觸診，知道什麼是不對的，終有一天會調，如果不會摸，那即便技巧會的再多，也永遠是瞎子摸象而已。

師父告訴我：「物物一太極，處處立太極。」就是每個個體，都是一個完整的小世界，個體裡面的每一個部分，都跟整個個體互相連貫，可以反應、代表整個個體。這個也就是望診依據。所以從臉的形狀，可以知道身體的整個結構系統是怎麼樣轉折牽引的，才讓臉型、頭型變成現在這樣；可以從兩邊肩膀、上背的形，推斷出手腳肌肉及骨盤的旋轉狀況，因為整個張力系統是連貫的。如此一來觸診和望診的功能，就略有區分了。**觸診可以對局部有很細膩清楚的掌握，但是對於身體整體的互動連貫，就不是那麼容易明瞭，這時望診就可以彌補這個落差。**而且先有望診的整體了解，觸診時對於結構為什麼會有這些轉折變化，心中就更清明了。

有一次在一個夏天午後，我在台北街頭最熱鬧的地方，跟在穿短裙的女生後面，觀察她走路的樣子，選定目標後，我便跟在後面走一段路。跟了好一陣子，跟了不少人後，我打電話給泰山師父，告訴他我正在做的事，記得師父很開心地稱讚我聰明，因為師父知道我在做什麼。

選擇跟在女生後面而不跟著男生，是因為女生走路時，骨盤晃的幅度比較大，跟穿短裙的，是因為可以看見腳踩地時，整條腿肌受力、支撐的旋轉方式。依據腳踩地肌肉的旋轉方式，及骨盤左右搖擺前後晃動的幅度，可以知道全身系統的連貫情況，知道哪裡有阻礙，哪裡有轉折；而有阻礙、轉折、不連貫的地方，就會有張力並且循環不良，該處就應該容易痠痛，甚至會有病變。

因此，我常跟在後面走上一段路以後，便可以猜測走在前面這位女性身上可能會有什麼問題。例如，當我看見脖子動態不對，可以猜測她正在頭痛；當看見腰腹部前後擺動的軸線不對，轉折在胃區的就是正在胃痛、卡在腰薦的就是正在腰痛、縮著的就是正在月經痛；看見兩腳受力不同，可以猜測是那隻腳曾經受傷，或腰痛痛在哪一邊之類的。當明瞭這些事情，仔細訓練過望診以後，在看著病人走進來到坐下的過程中，就已經可以對病人身體的結構狀況有一定程度的掌握了。

泡牛奶與練動功

牛奶裡有各種生命元素，有強烈生機，可以引動我們身體氣機共鳴，可以讓濁氣散入牛奶裡。

當年開始當中醫，治療疼痛病人時，什麼都不懂，學了點美式整脊的知識，直接用頓挫的方式調整骨頭，用按壓搓揉肌腱的方式處理肌肉，不斷的用手肘壓揉膝蓋、臀部、手肘、肩膀。有作用力就有反作用力，殺敵一千，自損八百，工作兩年後，從手肘、肩膀到腰背部，幾乎無處不痛，常常痛到晚上即便已經極累也無法入眠。加上病人極多，診務繁忙，所以慢慢地身體做壞了，留下很多結構的問題。

幾年後，雖然減少一些看診時間，但很多問題早已遺留下來。除了許多地方疼痛外，也因為背部繃緊，卡住肋骨動態，心臟有了問題。長期為病人治療中，抓握過度用力，手臂手指也都僵硬掉了，因此觸診時有很多細膩的層次，無法分辨。尤其糟糕的是，在把脈的時候，許多內科醫師可以分辨的微細脈象，我都摸不出來。

泰山師父看了我的手指間的關節不僅僵硬，指尖的皮膚粗厚沒有彈性，而且指間關節橫紋有色素沉澱，暗沈烏黑。他說，這種指尖皮膚完全沒有綿細柔嫩感，連病人筋的轉折變化都摸不清楚，怎麼摸得清楚病人的脈？而且指橫紋這麼黑，氣機阻滯，不要說替人治病，連自己的命都快要丟了。

又說，自古以來做傷科的師父，幾乎都是練武出身的，也都有一套自我調理的功法，這樣操作中累積的身體傷害，才有辦法化解。因此師父介紹我認識士林師父，帶我去士林師父處練太極拳跟華佗五禽戲；主要是五禽戲，讓我後來對身體結構有完全不同的認識，也讓我對結構治療有了跟通霄師父不同的觀點。

至於手指顏色暗沉，師父說是濁氣累積所致，已經是氣滯血瘀，想解決；一方面先要修定放鬆，讓自己的氣流動；再來要想辦法慢慢地把濁氣引導出來。師父讓我泡牛奶，必須是新鮮剛擠出來的牛奶，沒有經過消毒殺菌處理的。師父說這辦法是同氣相求，牛奶裡有各種生命元素，有強烈生機，可以引動我們身體氣機共鳴，讓濁氣散入牛奶裡。如果是消毒處理過後的奶，裡面很多生機被消除了，就沒有吸引濁氣的功效。

師父特地託人從牧場裡拿來剛擠出的新鮮牛奶，一次一桶，放在冰箱冷藏，剛好泡一個星期。我總共泡了三年，每年只泡一季三個月，每天泡，倒出需要的量，可以讓整個手腕以下都浸在牛奶裡。每次大概泡二十幾分鐘到半個小時左右。

泡前要將牛奶加溫，因此我選了容易保溫，且加熱溫度穩定均勻的陶鍋，以避免使局部溫度過高而燒壞牛奶。將牛奶倒入陶鍋，放在瓦斯爐上加溫到溫熱後熄火，這時便將手放入牛奶中，泡至牛奶微冷後再加熱，繼續泡。麻煩的是，如果加熱過度，牛奶會凝結，變成凝膏狀，破壞了牛奶的結構，就沒有用了，要丟棄。所以控制溫度一直是最麻煩的問題。至於在哪個季節泡，我已經忘記了，好像每年在不同季節，只記得冬夏都有過，為什麼要在那個季節泡，師父只說跟我的本命流年有關，更深層的理由是什麼，我並不知道，師父過世了，也已經無從問起了。

第一年泡的時候，完全沒有感覺，只覺得溫熱，泡完後手皮膚皺皺的，摸起來感覺比較滑膩而已；第二年泡的時候，就覺得手指頭裡，有很微細的流動感，似乎有什麼東西要暢通，若有似無的微小蟲子在裡面蠕動；第三年就很特別了，手放進牛奶裡面幾分鐘後，手指頭裡像有無數的小針，密密麻麻在手指表面、手指裡頭扎著，甚至會有輕微的痛感，然後針刺感逐漸平息，直到手指內變成溫水流動的暖和感為止，前後大約半個小時。到了那一季的後面，每次出現的針刺感慢慢減輕，直到泡入牛奶已經沒有任何針刺感為止，師父說可以不用再泡了。

泡了三年牛奶，我手指橫紋裡的污濁暗沉就消失了，指頭的硬皮也鬆了，手的觸感大幅增加，很多以前摸不到的微細變化就清楚起來。我跟很多學生講過這故事，每個人都很有興趣，我告訴他們，手指橫紋瘀濁暗沉的才需要，至於那些手指原本就皮嫩光滑的，泡牛奶就沒什麼用處了。

至於手指關節的僵硬，是練動功（五禽戲）才解開的，並不是泡牛奶就有用。身體累積下來的結構傷害，師父叫我必須去學一套中國傳統內家的養生動功，才能澈底消除隱患，尤其是我們**做結構治療的醫者，無論動作多麼輕柔，但是日積月累反覆操作，積少成多，長期下來總是會累積傷害，肌肉、關節、經絡裡難免會有淤滯，如果沒有一套功法來化解自保，年紀大了問題就會浮現。**

後來我才知道，肋骨卡住是因為手指過來的肌肉僵硬繃緊所致，反過來說也一樣，常常手指一直鬆不開，也是肋骨歪斜卡住的關係。傷科的治療歷來叫「推拿」，推還好，主要是伸肌系統收縮，但是拿，或是扳腰的動作，是手臂屈肌系統收縮，這會使得肌肉系統起點的肋骨繃緊，肋骨卡住，最後影響心臟。所以台灣幾個武術名家、傷科師傅，都在六十歲左右，死於心臟病。因而我告訴學生，結構治療操作可以輕推但是不可以拿，而且一定要有功法修習保護自己。

士林師父

醫者的需要，了解身體結構內在連貫及均衡的關鍵，五禽戲也優於太極拳，因為五禽戲是直接練體，而太極拳是由應用而改善身體的。

士林師父叫林淑娟，是目前（二〇二〇年）我唯一還在世的師父，住在台北士林區，以教太極拳跟五禽戲為職業。師父自己說過，她從小身體很不好，上高中時因為生病請假過多，加上在學校發生很多有關健康狀況的問題，學校甚至希望她自動退學，直到後來跟了師爺練功，健康狀況才有轉機。

我跟師父學的五禽戲是源自張鏡影先生，傳給郭廷獻先生再傳給我師父的「華佗五禽之戲」，我是台灣的第三代傳人之一。但是我想五禽戲這個名詞已經很多門派在使用，加個「之」字也沒多少意思，所以私底下講的時候，都捨了這個之字。太極拳則是傳自熊養和先生再傳給郭廷獻先生，然後到我師父，是楊氏太極的一支。

泰山師父帶我去士林師父處時，師父正在教太極拳，於是就跟著學，後來才又練了五禽戲。發覺兩者在本質上，是有所不同的。**太極拳是從用中練體，凡是拳都是武術，以**

防身、攻擊為目的，在演練拳架的過程中，逐步體會身體內在結構、力量的連貫，由靜、鬆而來的覺知，感受身體，掌握身體，而後逐步改善、重組身體。

而五禽戲則是一套「遊戲」，單純從練體下手，動作的目的只是讓自己身體舒展，不像太極拳在演練的過程中，是有一個想像中的敵人要對待，五禽戲只有主體沒有客體。由於單純只有修煉自己身體，所以師父說，五禽戲是拳術的根本。我想我的目的只是做一個好醫師，又不打架，練拳做什麼，平時也沒有很多時間練習兩套功法，於是只專心練五禽戲。

再者，太極拳在拳架的演練過程中，有一個很重要的心法，就是不可以「雙重」；所謂雙重是重心同時在兩隻腳，重心同時在兩隻腳，身體力線的流動就會滯住，這在對打當中會給對手進攻的機會。由於不能雙重，但是又要中定中正，在拳架演練的過程中，變成是不斷的由一隻腳重組由下而上的連貫力線，在不同姿勢的變換中，輪流貫串身體的兩側。

而五禽戲有許多動作是重心平均在兩腳的，由兩腳均衡的使力線往上貫串身體，對於初學者來說，這有兩個優點：首先是重心平均在兩腳，比較容易放鬆，放鬆才比較能體會身體內在的連貫。其次是很多想要練功的，都是身體已經出了問題，兩側失去對稱性，練太極拳在兩側輪流貫串的過程中，要達成兩側平衡，是比五禽戲要困難些，速度也比較慢。

尤其是有問題的身體結構，從足弓開始就有問題，練太極只能感受就原本的足弓狀態而來的身體單側力線，不太能感受兩側足弓應該如何重組，兩邊才是真正的均衡，所以太極是處在身體可用的動態平衡中，透過不同動作的不同內在層次連貫，長養微觀組織而健康。而五禽戲可以感受兩腳應該如何站立而兩側對稱，進而用力線去重組足弓，不是只能被動的適應足弓的狀態。

所以如果為了健康因素，為了還原身體結構，練習五禽戲應該是比太極拳要快。另外一方面，對於醫者的需要，了解身體結構內在連貫及均衡的關鍵，五禽戲也優於太極拳，因為五禽戲是直接練體，而太極拳是由應用而改善身體的。

直到有一次，我在醫師公會演講完後，一位醫師問我，我的師父是否某某，我很驚訝的說是啊！因為我已經有點名氣，師父不想收很多學生，怕給師父找麻煩，所以從來沒有公開提過師父名諱。那位醫師說他已經跟我師伯練了十年的五禽戲。我很好奇，請他練一下第一式「一氣化三清」給我看看，他打完後，我衝口就一句：「十年了，你怎麼都沒有練進去！」話講完，我立刻就知道自己給師父找麻煩了，那時也才明白師父說，為什麼她練的跟其他師兄弟的不一樣了。

如果練功練進去了，是真正的功，沒練進去就是一種柔軟操而已，柔軟操自然對身

體健康還是有很大的好處，但畢竟不是功。功，是一種對身體清明的覺知，細膩的掌握，能主動改變身體結構及內在運作的一種能力，而操只是一種藉由運動而來的身體長養；就外行人看起來，功跟操外形都一樣，只有練進去了，才會明白功與操的不同。想起通霄師父常說的一句話：「當你把病人的手抬起來，我就知道你會還是不會了。」你如何把病人手抬起來，代表了你對這個結構變化的認知，以及即將處理的方式和想法。動態中細膩的轉折，可以知道演練者對於身體掌握的深度。但是這必須是自己真的有所領會才看得懂這些細節。

身體的使用

我們的每個動作、對肌肉的使用，都已在大腦裡形成了條件反射；沒有人在旁邊指點，我們是無法透過反省，看清楚這不同的身體內在運作的。

跟師父練了五禽戲，才明白所謂練功是怎麼一回事。**練功並不是一種特別的運動，而是學習如何重組身體肌肉的使用習慣**，將身體內已經設定的肌肉動態模組，也就是一整個肌肉系統的條件反射重新設定，在重新修正身體的使用方式過程中，同時也重組身體的結構。

我們在日常生活中使用身體的方式，總是固定身體的一部分做為支點，使用支點下方的肌肉，這樣可以精準快速的控制肢體的使用。像要伸手拿一杯水，我們會固定肩膀的肌肉，然後使用手臂的肌肉，伸出手，抓住杯子，拿回來嘴邊。我們總是將肢體分段的使用，一部分做為支點，方便另外一部分做功。所以身體各部位的肌肉系統張力都沒有真正連貫，每個區域各自為政；而練功的目的，就是為了改變這種不自覺習慣，消除身體跨關節間的張力不連貫。

身體的每個部分，因為不同的功能需要，附著在上面的肌肉，都有慣性的收縮方向，每跨過一關節，就有不同的收縮方式，這樣使得身體的每個部分都處在輕微繃緊，每個關節都會輕微受限，影響局部微循環，甚至影響整個身體結構。

在士林，每次上課，大家先一起練一次套路，然後師父很有耐心的，為每個人修改動作。師父修改每個人的動作時，修改出來的樣子，都不相同，同一個動作，**每個人練習時，彎、仰、旋轉的幅度都不一樣，師父說這是因為每個人身體結構不同，肌肉放鬆的程度不一樣，所以練出來的樣子就不會一樣，因為練功真正在乎的是身體內在的連貫與流動，要使每個地方真正的放鬆**，而每個人的狀況不同，肢體會在稍微不同的曲度、旋轉、彎仰下，才有真正的連貫，當然練出來的樣子就不一樣。這也是我後來治療時，體會出「勢」的重要的來源，每個人治療時需要的勢都不同。

練功中，師父不會告訴我什麼動作才是標準的，只是照著套路的外形演練，然後師父會不斷地告訴我在這過程中，哪裡沒有放鬆；在身體逐漸放鬆的過程中，各系統慢慢連貫上，結構也慢慢改變，套路的形式便會逐漸變形，也就與開始練時不一樣，演變出因每個人因內在需要而呈現的樣子。因此跟著師父練功，從來沒有所謂的動作標不標準的問題，而是你自己能看清楚自己身體多少而已。

這種練習，沒有師父在旁邊親自指導身體的動作，告訴你哪裡沒有放鬆、哪裡沒有連貫，看書或看影片是完全不可能理解的。因為我們的每個動作，對於肌肉的使用，都在大腦裡面已經形成了條件反射；沒有人在旁邊指點，逐步的拆解這種條件反射，我們是無法透過反省，看清楚這不同的身體內在運作的。

像我們走路，從小被教導要抬頭挺胸，這樣走路的步態，需要腰背腹部用力，做為兩腳肌肉收縮時的支點，久了臀腿肌肉會僵硬，容易腰痠腳痠。而練功要求腰背腹都處在完全放鬆的狀態，利用身形的改變，用骨架的連貫，支撐身體的活動，其中盡量靠韌帶的張力，而不是肌肉收縮的力量。這與一般活動，靠肌肉收縮的力量，用槓桿的方式去支撐身體不同，日常使用身體的方式，會使得肌肉逐漸處在收縮而無法放鬆的狀態，使結構逐漸變形。

我們常常可以看見很多肌肉看起來很大的運動員或勞力工作者，這些肌肉變大的原因，主要並不是因為訓練、使用肌纖維的量變多，而是因為肌肉處在繃緊的狀態沒有辦法放鬆，就是前面說過的筋出槽，如果肌肉之間的排列還原變順了，肌肉看起來圓潤，只會覺得飽滿，而不會覺得很大。

在上課中曾經有一位學生，我把他手臂的肌肉系統還原回骨架上的正常位置，三角肌胸大肌的稜線消失，他說：「老師，你把我練了三年的肌肉弄不見了！」當我們練功逐漸有所得，肌肉的稜線就會慢慢跟著消失，身體各關節原本有的轉折張力，會越來越圓順，真正的頂級高手，手臂是摸不到肌肉線條的，只摸得到一團肉。

練功是透過動作中，骨架不同的動態、肌肉不同的使用方式，來重組身體的結構，我有一個例子可以來做為說明。很多年前，我治療過一位八十歲的台灣白鶴拳宗師。幾個月前他兒子騎機車載他，發生車禍，老先生飛出去，他在空中翻了兩圈著地後滾了一下，然後坐起，感覺沒事。但是後來他有一個問題，坐著時要用原本的習慣姿勢有站不起來的感覺，站著要坐下也覺得坐不下去，必須彎著腰有點撅著屁股才能坐起，其他沒有任何問題，包括打拳的各種活動。問我知不知道為什麼？我說這剛好我知道！

一般人坐起時，彎腰前移，盡量將重心移到兩腳中間，背部、腰腳用力撐起，但是練功的人，坐起時是兩個髖關節彎曲開合，像練功站樁時的升降，坐起時有點像是上下垂直的動。所以一般人坐著，用手指頭頂著他的額頭，不讓他重心前移，是站不起來的，但是練功的人就不受影響。

而那位老先生的腰椎跟薦椎之間稍微脫位了，所以垂直升降角度過大時，受力就有問題，因此必須像一般人一樣彎腰用肌肉做為槓桿的方式，才能夠站起來或坐下。我將腰薦關節調好後，症狀就消失了。因為肌肉沒有損傷，所以一般靠肌肉收縮的活動都正常。

這位老先生讓我記憶深刻的原因，是我摸著他的下臂時，完全摸不到肌肉線條，只摸到飽滿的一團肉，他跟我介紹：「白鶴拳，是一種完全不出力可是可以打人的拳，你可以明白嗎？」我說：「我真的明白，而且還知道您是真正高手！」他問我為什麼知道，我說摸了你的手就知道了……

生命裡原本沒有的經驗內容，是不可能透過推理而理解的。練功是一種全新使用身體的方法，沒有師父帶領，是無法理解的，即使看懂了祖師、師父所寫的典籍、解說，想要自己練習去掌握，也幾乎是不可能的；即使自以為懂了，也只是原本經驗內容的推演，沒有師父給予新的經驗內容，我們無法知道已經形成的條件反射裡面，有什麼樣的問題，也就是沒有辦法去反思已經變成背景知識的內容。這是士林師父，被我稱為師父的原因。

身體結構的還原

所有的變化是環環相扣的，一個地方的問題，同時也是被身體其他很多地方所牽絆固定著。

所謂的功法，是祖師設計讓弟子演練的一套動作，使得身體內在結構連貫、流通、強健的辦法。透過不同的姿勢，重新鬆解在生活中不自覺收縮繃緊的肌肉，因工作而累積僵化的組織，甚至是因傷害而錯亂的結構。

像練功需要兩腳平行站立，在身體升降俯仰的過程中，身體原本兩側失去對稱的狀態、骨盤的歪斜、兩腳足弓的不對稱，可以慢慢重組回來。練功中的落胯（屈膝使兩個鼠蹊部凹陷摸不到腰大肌的張力，背部豎直），使脊柱的曲度消失，脊椎體之間的小肌肉張力會消失，椎體之間如果有錯位，這時才能重新鬆解對位，而且在落胯的狀態下，俯仰旋轉身體時，因為脊柱曲度消失、椎體間鬆開來，肋骨才有辦法改變相對的位置，真正重組胸廓。

練功能有這些功效，主要是演練這些動作的過程中，修正了腦中已經設定了的肌肉系統的收縮方式，從而鬆解因日常使用習慣而成形的關節轉折張力、對位不同的層次，還原各個部位的流通狀態。但是要達到上面所說練功效果的前提是，必須看見身體沒有放鬆的地方。一開始這是不可能的，必須經由師父手的引導，才能看見。

練功中，要使全身流通的，最重要的概念，就是太極拳譜裡面說的：「一動周身動」，這個概念要等後面「立體結構網絡」概念敘述清楚以後，才能完全明白，但是主要的意思是我們身體的張力系統環環相扣，沒有辦法只動局部而不影響身體其他部位。如果強迫身體某個部位不動而其他部位動，就像前面說過，在日常生活中身體的使用習慣，是固定一個部位而讓下端的肌肉收縮，這樣會造成結構的變形，整個系統張力的扭曲。

練功之所以要一動周身動，就是要使身體所有遠近表裡的張力都連貫、流通、均等。就像我們扭毛巾，只扭一頭，整個毛巾會跟著轉，然後整條毛巾的張力會保持一樣，只要其中任何一個地方，沒有跟著動，毛巾裡面就會出現打結繃緊的地方。所以練功時，手一抬，腰腿都必須跟著動，只要有一個地方不動，就會跟毛巾打結是一樣的意思，因而出現轉折繃緊的現象，這些部位的張力不同，會使得肌肉系統的連貫出現障礙，結構發生變化，局部循環不良。

練五禽戲前，我的身體狀況非常的不好，是在練習的過程中，點滴逐步改善的，所以我常跟士林師父說：「沒跟師父練功，我可能已經死了。」更重要的不只是健康狀況變好，而是我領悟了結構治療的終極原則；真正要治病，是還原病人一個完整流通、連貫的身體，而不只是對抗或消除症狀。因為所有的變化是環環相扣的，一個地方的問題，同時是被身體其他很多地方所牽絆固定著。

練功中，常常手在抬起來的過程中，覺得不順，師父會說是肚子沒有放鬆，或是腳沒有放鬆，果然那些地方放鬆了之後，手上抬微微繃緊或卡住的感覺就消失了；當勢要從腳升上來沒有辦法連貫時，師父會說是頭沒有跟著抬起，或是手沒有放鬆，甚至有時手的勢跟身體沒有辦法配合，師父會說是因為眼睛沒有看著中指指尖。

在這過程中，慢慢體會**身體是個連貫、完整、不能分割的整體，任何一個地方出現阻滯，會影響整個系統的運作，而一個地方出現狀況，可能是遙遠的其他部位打結而來的，**練功就是要看見自己身體的流動連貫性，及看見這流動中的不能動之處。這不能動之處，或許只是轉折沒有連貫上，也可能是真正受傷組織黏連，而更細膩的練功，可以從表到裡，一層層的連貫中，逐層分離而還原。這也使我體會出結構還原上，治療應有的次第，而發展出皮連線、筋連線、骨連線的概念。

師父非常強調練功中眼睛看的方向，一直不能明白其中的作用。直到有一次，我坐在書桌前，一隻蚊子在我眼前飛舞，我盯著牠看，準備拍牠，當眼睛跟著牠轉時，忽然發現，眼球轉動時，會牽連到身體裡面的不同部位，大吃一驚，才慢慢理解師父所說的原因，眼睛沒有跟上動作時，身體表裡的結構是沒有「一動周身動」的。練功中，有些動作也強調舌頭的配合，於是慢慢地讓舌頭在口腔內外轉動，才發現原來它跟身體的內部也是牽連著的，這才讓我明白眼耳鼻舌是身體內部深層筋膜的末端。那隻蚊子算是我深層筋膜的啟蒙師父了。也印證了中醫治療五官疾病，很常從身體整個機能去思考的理由。

一般對疾病的概念，總認為有個治病的因，解決那個因，健康就還原了。像局部定點疼痛，一定是哪條肌肉、肌腱或韌帶受傷發炎了，而專注結構調整的會認為是哪一個關節錯位了。這樣的想法應該是不對的，因為局部的問題，造成該處出現張力、轉折的原因，可能是遠處的結構有問題造成的，就像我在練功時，手抬起受阻，是肚子或是腳有問題造成的；所以重要的是如果能還原病人一個完整流通的全體，常常問題自然會消除。如果單獨去處理一個局部，症狀雖然可以消除，但是整個張力系統的問題並沒有解決。

由於我的身體敏感度高，當有狀況學生要幫我調整的時候，我可以非常清楚的知道，他們動作中的問題，知道如果這樣調整會造成身體其他部位的結構錯亂，我的身體便會不自覺的去對抗他們的動作，這也是練功出來的本能，使身體隨時處在整個系統流暢的狀態；所以我自己有問題的時候，只能自己練功去重組，沒辦法被學生治療。

筋膜、皮膚、立體結構網絡

單純從筋膜系統來談整個張力結構，是不足的，必須加上皮膚，構成整個立體結構網絡，這樣才能完整的考慮張力與結構之間的變化。

練五禽戲，改變了我對整個治療的概念。原本的結構治療，是以骨位做為治療的依據，像網球肘，治療上的依據是橈骨頭和肱骨的錯位，牽引橈骨，使手臂系統的勢連貫順暢。練功之後，我知道單單這樣由肘關節對位延伸的順暢是不夠的，因為關鍵處在於肩胛骨跟體壁的相對位置，而肩胛骨在體壁上的位置，不只是被下臂所牽扯，很明顯的，還會跟腰腿和另外一隻手有關係。整個身體系統緊密連貫，所以後來我的治療，不管要處理的標的是手還是腳，都會把全身的系統梳理一遍。但是這還只是基於練功的心得，真正解剖學上的理由，要等筋膜這個概念出現在我的知識系統裡，才得到清楚的解釋。

筋膜系統遍布全身每個地方，無處不到，是一個綿密的立體結構網絡，身上的所有組織器官，都包裹在這個立體結構網絡裡面，包括所有的肌肉、神經、血管、內臟、骨頭都是，也是身體內所有纖維結締組織的總稱，包括緻密的纖維組織，像肌膜、腱鞘、韌帶、心包膜、大血管神經外的包膜等等，以及疏鬆的纖維組織，像皮下組織、肌膜間的固定纖維、心臟和心包膜之間的固定纖維等等，都屬於這個筋膜系統。

骨架是支撐整個身體的支柱，但是內容物的細膩排列，是筋膜系統所決定的。筋膜系統在協調身體各個部位的互動連結時，所依據的是體內綿密分布的力學感受器，只要組織與組織間有明顯的張力落差，透過筋膜系統的張力覺知，身體自然會調整，使組織間的張力連貫。

身體各部位的張力覺受，會透過神經系統上傳到腦部，入腦會先經過視丘，視丘會選擇性的讓有問題的訊號進入大腦，沒有問題的就在視丘處中止了。有問題的訊號，指的是會對身體健康、生命安全造成影響的。當組織間的張力有明顯落差時，會使得身體內的微循環流通出現障礙，結構運作發生問題，這時系統的張力會傳入大腦，輕微時大腦會自動協調相關的肌肉系統，使得這種落差消失，比如說身體不自覺的站立姿勢、坐姿、步態、身體前後的曲度等等都是。落差嚴重時，我們身體就會有各種症狀出現，像痛、痲、痠等。

所謂的張力連貫，並不是身體每個地方的張力都一樣，而是相鄰組織之間，沒有明顯的張力差；但是從遠到近，以及從表到裡，是可以也常常會存在著張力差的。做個比喻，如果張力從表到裡，有1、2到10的變化，每個相鄰組織之間，一定是1到2或7

到8，中間不會有2到7這種明顯落差的。

筋膜系統沒有什麼彈性，但是組織間連結的疏鬆結締組織，卻有很多緩衝空間的，比如說韌帶雖然包裹著骨頭，保護並限制骨頭的活動，但是骨頭還是有很多活動空間，像皮膚跟肌肉之間，器官跟器官之間，肌肉、肌腱跟骨頭之間，都還是有很多可緩衝的空間。但是基本上筋膜系統沒有彈性，所以當緩衝空間不夠用時，身體自己會調整各部分系統的張力，透過肌肉張力的改變、身體姿勢變換甚至脂肪填充的方式來調整。

我們身上同樣具有張力感受器，但沒有可伸縮性的組織，還有皮膚。皮膚是由鱗狀上皮組織，真皮組織，及一些皮膚附屬的組織像汗毛、豎毛肌和汗腺所構成。組織學上它跟筋膜系統的構成不同，醫學上把皮膚獨立出來，認為它是一個器官，但是就維持張力結構的作用來說，跟筋膜系統是相同的，甚至還更重要，所以就整個身體的張力調控系統而言，應該是由皮膚以及筋膜系統共同構成的立體結構網絡。

所謂身體各部位會維持張力的連貫，這種連貫包括了皮膚與肌肉，肌肉與肌肉，肌腱與骨膜之間。其中肌肉與皮膚之間的張力維持，在身體活動及治療上扮演了很關鍵的角色。當整個肌肉系統很緊，肌肉可移動的空間變小，這同時也限制了皮膚的滑移性，當皮膚可以滑移的緩衝空間變小，肢體活動的阻力就會變大，身體會覺得繃緊。這種緊繃的感覺，雖然是起始由肌肉收縮的狀態來的，但是主要是透過皮膚串連整個身體所致。

舉例來談談。

我們常常在開合、旋轉肢體到極限的時候，會覺得緊，到不了關節應該可以到的極限，像手臂屈肘往後上抬，或往身體後下方再屈肘揹手到背後，或是在身體前方伸直手肘，或彎腰摸腳趾等，我們常識性的認為，這些動作做不到極限，是筋緊了、硬了，所以要拉筋，但其實這主要是皮膚的限制使然。

我們可以做幾個動作試試。當你兩腳掌平行站直，右手伸直連同肩關節外展，手心向下，然後往頭部方向抬起，如果肩膀、肱骨不旋轉的話，一般人通常會覺得緊緊的，這時候如果將右腳腳掌往外撇開，其他姿勢不變，再抬一次手臂，會覺得鬆了很多。這是因為腳掌往外撇時，腳的皮膚可以滑移。因為皮膚沒有彈性可以伸展，必須要皮膚下方的組織對皮膚沒有牽絆，皮膚才能自在滑移。如果兩腳掌一樣平行站立，一樣手臂同一個姿勢往上抬，如果有人幫忙把肚子右側的皮膚往上挪，那手臂的感覺會跟腳掌往外撇時是一樣的，因為我們用外力挪移了皮膚，讓皮膚的滑動性增加了。

換個動作，右手用同樣的方式上抬，這次不動腳換動左手。當左手放在肚子前面的時候，右手上抬是比較緊的，當左手揹在背後，右手上抬會變得阻力小許多。左手放在肚子前或者是揹在背後，都不可以拉緊，鬆鬆的就好，不牽扯附著在肩胛骨上的肌腱張力，這樣可以證明，限制我們肢體大範圍活動的，是皮膚，是由面積一定、長度有限制、並且沒有可延展性的皮膚，而不是由肌肉肌腱所組成的筋膜鏈。手臂往肚子伸的時候，肩背部的皮膚是繃緊的，往背後伸的時候，肩背部的皮膚是鬆的，存在可以滑移的空間。

因為**皮膚跟肌肉維持一定張力的特性，所以限制身體肢體大範圍活動的因素，主要是皮膚**，如果皮膚可以滑移的空間變大，則不僅肢體活動的張力會變小，關節活動的極限也會加大。我們可以利用這種皮膚與肌肉之間的關係，皮膚與肌肉之間必須維持一定的張力，利用皮膚來牽引帶動肌肉，如果方向對了，還可以鬆解肌肉，我手法操作中的「解皮連線」，就是利用這個原則。同時我們所謂的拉筋，其實拉的是皮膚，只是皮膚的牽引順便鬆解了肌肉，而不是真正牽拉肌肉，使肌肉變鬆的，但是代價是其他地方會變緊。

所以單純從筋膜系統來談整個張力結構，是不足的，必須加上皮膚，構成整個立體結構網絡，這樣才能完整的考慮張力與結構之間的變化。因此結構網絡包含了筋膜系統和皮膚兩個部分，雖然在組織學上，這是兩個截然不同的系統，但是在功能上，卻是密不可分的完整單位，只有用包含筋膜系統和皮膚的立體結構網絡這個概念，才能清楚描述身體張力系統分布的狀況，以及說清楚結構與功能之間的關係。

立體結構網絡張力的偏移：表證與裡證

就結構的觀點來看，是很清楚，表未解，就是皮膚的滑移可動空間沒有還原。

皮膚透過疏鬆的纖維組織與肌肉相連，這中間的纖維組織，有很大的可扭曲、摺疊性，因而有很大的緩衝空間；從洗完手吹風使用的烘手機可以看得最清楚：強風一吹，手的皮膚像波浪一樣的跟著風起伏飄動。

皮膚的緩衝空間跟皮膚下的肌肉收縮狀態有關，肌肉收縮不僅是長度縮短，而且會有旋轉，而且因為附著的骨頭不同，肌肉與肌肉之間收縮時也會有空隙出現，這些都會使得皮膚可滑移的空間變少，而皮膚可滑移空間變少，遠方的肢體大幅度活動就會受限制，這是皮膚做為立體結構網絡最表層的特性。感冒對皮膚的影響很大，進而會影響很多生理機能。

舉個例子來說。有一次，我上針灸課，要學生準備三個病人，一個手有問題的，一個腳有問題的，一個是全身性的系統問題，準備現場實際操作，讓學生明白針法如何應用。

結果學生找來全身系統性的那位病人，是一個六十多歲的老先生，走路非常的僵硬而緩慢，走到椅子的旁邊，請他坐下來，他身體抖動半天坐不下去，坐下去以後，問了幾句話，請他站起來走到治療床上，結果他又抖動半天才站起來，到了治療床邊，無法轉身上床。

我開玩笑跟學生說：「你找來一個巴金森氏症的病人幹嘛？這不是一下子可以解決的。」學生說：「老師，他不是巴金森氏症的病人，三個禮拜前他感冒前還可以接近正常的活動，只是動作慢一點而已。感冒後，就變成這樣，全身被綁住，活動困難，而且到處痛。」

於是我明白怎麼一回事了，就用解表針法把皮膚的張力解除，不一會兒功夫，就看他彷彿瞬間活了起來，轉坐起、轉身、走路都快起來。解表針法是在皮膚表面給皮膚一點刺激，不針進皮膚裡，讓該點和相鄰的皮膚產生壓力差，皮膚為了解消那一個點的張力，會鬆解開來消除局部張力，皮膚鬆解後，牽引那個點，使全身皮膚跟肌肉之間產生滑移，解消表層肌肉張力，使皮膚恢復原有的緩衝空間。

當我們受寒的時候，皮膚會繃緊，防止體表水分及溫度的散失，這時皮膚下的豎毛肌會收縮，皮下組織的微血管血流量也會減少，於是皮膚跟肌肉之間的滑移性就大減，而這位老先生他原本肌肉活動的功能就不好，再加上皮膚一繃緊，肌肉就沒有辦法正常的活動，所以行動就顯得困難，而且因為組織間的張力變大，疼痛的張力感受器達到閾值，引發了疼痛的感覺；這並非病毒在肌肉間引起發炎反應的結果，因為當他可以正常活動以後，疼痛就消失了。

感冒引起的疼痛，肩背僵緊，並不是因為肌肉發炎，而是由於皮膚與肌肉之間的滑移性降低了。中醫《傷寒論》裡面做了清楚的描述。張仲景先生把表證分成兩類，一類是麻黃湯證，另一類是桂枝湯證。

在麻黃湯證裡，描述的就是我上面說的情況，是由於皮膚繃緊了，所以沒有汗液流出，且造成肌肉的張力增加，引起疼痛，解開皮膚的緊繃就好了，用麻黃湯。

在桂枝湯證裡，描述的是由於肌肉的張力出現的問題，以至於肌肉跟皮膚之間出現了額外的張力，而引起疼痛，由於皮膚並沒有繃緊，而且汗腺處有了不對的張力刺激，因而引起汗腺的分泌，這和臉部裡眼瞼部分張力發生異常，以至於一直分泌淚液，是同樣的狀況。而引起肌肉張力不對的原因，一部分是因為腹腔內張力的改變，而牽扯腹腔外的肌肉系統所致。所以桂枝湯證，書裡面描述的是用來「解肌」，還要喝熱稀飯，來溫暖腸胃、刺激蠕動，消除脹氣引起的張力。桂枝湯只是用來解除皮膚肌肉之間的張力，並不是用來消滅病毒，所以書上寫只要症狀解除了就好。

不管麻黃湯還是桂枝湯證，只要好了，就可以自然出汗，或不會有不正常的汗出，也不會因為皮膚繃緊而有畏寒的感覺。

中醫的理論認為，生病只要有表證，一定要先解表，表解了，才可以治療其他的問題。就結構的觀點來看，是很清楚，表未解，就是皮膚的滑移可動空間沒有還原；我們的結構網絡是有一定的空間的，當比較表層的網絡系統繃緊了，有點像繩子打結了，其他地方的張力協調同樣也會出現問題。這樣一來，微循環的流通就出了問題，免疫系統也會異常，所以要治療其他的問題或症狀就會有困難；就像單純的結構治療也是，皮膚的滑移性沒有恢復，肌肉是無法完全解開的，肌肉沒有完全解開，骨架的歸位也就做不到了。

結構網絡系統不能有某一部分是整個僵緊綁住不能動的，否則整個系統的流通會出現問題。中醫的很多老醫案裡面，也描述了很多這種情況，除了皮膚這個器官引起的表證以外，還有所謂的裡證，由於結構網絡系統最深層的部分，胃腸道系統不能動，引起整個網絡的流通障礙。

中醫的老醫案裡，對於一些重病瀕死的病人，最常見的一個爭執就是，病人有沒有「燥屎」，沒有燥屎而深層筋膜不能動的，是因為動能不足而不能動，要用增加動能的藥去解救，最重要的是「附子」。而有動能卻不能動的，是深層的網絡卡住了，所以必須用「大黃」去疏通，重要的不是在清除真正的「燥屎」，而是在於恢復深層網絡的可動性，所以用外力、外物（像甘油球通大便或是用手挖出）是沒有效的。中醫最常用的兩個救命藥，就是在恢復深層網絡的可動性，從而恢復整個立體結構網絡的流通性而已。

所以，表證和裡證兩個例子，最可以用來說明結構網絡可動性的重要，也是「一動周身動」必要性最佳的例證。

全身各部位不同的疼痛

結構的錯亂，除了張力不均引起疼痛以外，也會出現很多生理上的問題。

前面談過，結構網絡的張力不均，局部超過感受器的閾值，就會引起疼痛；許多的疼痛都是因為這樣而來的，但其中複雜的理由，可能遠遠超乎我們原本常識的認知。

就像前面說的，感冒引起的頭頸肩背痛，是張力引起的，所以有些人只要一感冒就頭痛，而且經常都痛在同一個地方，就表示那個地方的結構是有問題的，所以只要整個表層的結構網絡一繃緊，那個有問題的地方，原本結構轉折就大，因此張力感受器立刻達到閾值而感覺痛。像這種的頭痛，輕輕摸頭皮是可以檢查出來的，因為表皮跟頭部的腱膜之間有張力，所以可以摸到微微浮腫，並不是那麼服貼的感覺。而感冒疼痛的位置並不一定在頭頸肩背，也可能會出現在其他地方，那也代表那個地方的結構是有問題的，觸診可以摸清楚，但平常病人未必會有自覺的症狀。

同樣的，不少婦女月經來會頭痛，也是同樣的道理。月經期間，子宮充血、收縮，網絡系統如果原本結構系統裡張力就比較大，骨盆腔裡的網絡再一牽扯，遠端那個地方張力已經到達極限的就會有症狀出現；所以有的婦女會頭痛，有的會腰痠痛，有的牽扯橫膈膜的，就會嘔吐。

還有一種狀況也是同樣的道理，就是受傷的後遺症，通常稱為風濕痛的症狀。受過嚴重傷害的部位，尤其是關節，常常天氣變化寒冷濕氣重的時候，會出現明顯的痠痛。這種情況是濕冷的時候，表層的網絡系統會收縮保溫，跟感冒出現的表證類似，有問題的地方張力增加了，痠痛就跟著出現。只要把宏觀的骨架跟微細的筋膜重新調整好，是可以澈底解決的。

所謂微細的筋膜錯亂，可以用幾個情況來說明。像手肘或膝蓋，有些人撞傷過以後，撞傷的地方有疤痕組織，從此以後，那些地方只要硬物壓觸，就會疼痛，如果細膩觸診，可以摸到下面有一些繃緊的微細纖維組織，只要將那些疤痕組織與整個肢體的筋膜軸線對上鬆解開來，繃緊的纖維組織摸不到後，是可以讓壓痛完全消失的。

曾經治療一個癌症化療後，腳趾頭嚴重甲溝炎的病人，當我把腳的骨架結構調正，包括股骨與骨盤之間的肌肉系統理順，足弓重新塑型，然後把腳趾頭的終端筋膜調開（終端筋膜是我調整中的重要概念，後面再細說），最後用手指跟牙籤，很仔細的把可以摸到的繃緊、歪斜的微細纖維組織調開，化膿的地方，原本很痛不能碰觸的，變成可以捏壓而不痛。

疼痛與結構最典型的例子，可以用生產陣痛來說明。從古至今，總是認為婦女生產的陣痛，是一段無可避免的歷程，但是我從疼痛與結構之間的關係去思索，認為如果改善生產過程中，骨盆腔內外的網絡系統的張力狀態，應該有可能可以大幅減輕疼痛。

講個實際的案例，我一位學生從懷孕到生產的過程。那位學生在懷孕初期，我就調整過結構兩次，產前幾週，我又調整過兩次。當她半夜臨產，子宮開始收縮時，由於對疼痛敏感，覺得陣痛難以忍耐，心想如果我的治療不行，準備去做腰椎注射，減痛分娩。到了早晨她才通知我，我趕到醫院，她子宮頸已經開了兩指。

我先把她的手腳終端筋膜解開，把肩臂系統和腳腿系統對好了，再把肚皮可以摸到的微細網絡都挪平，陣痛的疼痛感就消失了，就是眼看著子宮收縮、肚皮皺縮，她依然開心地跟我們聊天，只覺得肚皮緊而沒有感覺任何痛，直到產出胎兒都沒有什麼明顯疼痛感。據我調整產婦的經驗，痛，通常是由於腹部的網絡系統牽扯，而痠，是由於腰薦椎旁的肌肉有張力所致。

結構的錯亂，除了張力不均引起疼痛以外，也會出現很多生理上的問題。很多婦女在懷孕的過程中，會出現嚴重的嘔吐、腳水腫、腰痠痛的症狀，在從結構觀點治療這些症狀時，只要調整好下段肋骨跟腹部肌群的張力，使上段腹直肌沒有稜線沒有額外的張力，不會因為子宮增大而牽扯胃及橫膈的網絡，留有子宮增大的緩衝空間，噁心嘔吐感就可以完全消失。這通常是因為兩邊下段的肋骨不對稱，使橫膈扭曲了。

只要腳跟骨盤對位好，大轉子沒有稜角，腰大肌摸不到稜線，這時靜脈淋巴回流不會阻滯，腳就不會腫了。而這通常是兩隻腳的肌肉系統與骨架系統對不上，肌肉系統有旋轉，才使得行走於其間的淋巴及靜脈被壓迫，隨著骨盆腔網絡系統張力增加，這種壓迫就越來越嚴重，只要把系統對上，壓迫就可以消失。這種情況常常伴隨著腰痠、腰痛，因為腳的肌肉系統不對，骨盤自然會旋轉，腰部的肌肉便有不正常的張力，治療上跟腳水腫，基本上是同一件事。

我們身體在日常使用中，沒有症狀、沒有痠痛，並不代表這個結構是對的，只要系統中有足夠的緩衝空間，供我們的肢體挪用，就不會有症狀。但是當結構網絡系統增加了額外的內容物，像懷孕，緩衝空間不夠了，各種問題就會出現。所以生產想要不痛，必須在懷孕前或懷孕初期，把身體的結構先調好，這樣子宮收縮時，網絡系統才不會有扭轉牽扯的力量，而造成疼痛。在懷孕前或懷孕初期就必須調整，是因為如果到了懷孕後期，要調整時，胎兒已經綳住骨盆腔的網絡，調整難度會增加很多。

因此我相信，疼痛是由於張力引起的，其中自主神經內臟節律及循環的影響；神經對肌肉張力的調控；內分泌對循環和體液的調控；免疫系統對組織的影響等，雖然都是改變張力的因素，引起疼痛最直接的原因還是在結構張力的不均。所以臨床上很多難以處理的疼痛，反覆發作的症狀，都該考慮結構是不是扮演了重要角色，而不是只有考慮神經系統和免疫功能。

結構與止痛藥

止痛藥最大的問題在於掩蓋了身體的警訊。疼痛是一種身體的警訊，疼痛的肌肉要收縮時會受到某種程度的抑制的，抑制掉這種警訊，錯亂的結構在繼續使用下，可能會越來越嚴重。

對於疼痛，我們總認為是一種令人討厭、困擾人的症狀，常見的疼痛，通常不會有致命的危險，只是免疫系統啟動後附帶出現的症狀，是可以藉阻斷免疫反應或阻斷痛覺的傳導或感受，來抑制這種症狀。既然沒有致命的危險，所以也不見得需要知道引起疼痛的原因，只要把症狀消除，日子可以好好過就好。這種思維，其實是有很大問題的。我們先舉幾個例子來談談。

曾治療過一位急性上呼吸道感染的病人，他咽喉腫脹，連吞口水都很痛。仔細觸診，發現咽喉部位的網絡系統張力很大，這局部的張力來源有兩個，一個是局部組織的腫脹，另一個是腹部的網絡系統。摸到腹部張力很大，我先把腹部調開，來自下方網絡系統的張力消失，病人吞口水感覺疼痛已經少了一半，因為這時咽喉部的網絡多了許多可挪移的空間，組織間的張力下降。

腹部網絡系統調整要分深層、淺層，淺層跟體壁的肌肉骨架有關。骨盤會透過下端的肋骨牽動胸廓結構，雙臂肌肉會牽動肋骨的排列而影響胸廓。胸廓的形變會影響舌骨的位置及張力，是造成喉嚨疼痛的原因之一。腹部深層結構張力的改變，主要是胃腸脹氣及脂肪的堆積。長期胃腸脹氣，有一大部分是由於胃腸道間的微細黏連，使胃腸道出現蠕動傳導的障礙所致（這以後論手法處理腹部深層結構時再細說）。腹部深淺層結構網絡的問題，都是可以藉手法來處理的。

處理完腹部來的張力，網絡有多餘的緩衝空間，就可以觸診到喉嚨比較深層的組織，摸清楚下面網絡系統的排列及張力狀態。我觸診到了下面一點的組織裡有許多繃緊、旋轉的纖維細絲，當把那些繃著的纖維細絲調順了以後，上下層的網絡可以順暢連動，組織間應有的緩衝空間恢復了，病人說：「只剩下腫脹的感覺，吞口水完全不會痛了。」

從這個例子，可以這麼推測，發炎造成的疼痛，固然有很多致痛的因子被釋放出來，但並不是那些因子直接造成疼痛，造成疼痛的直接原因是組織的水腫，使得網絡系統的張力增加。如果使得網絡系統裡有足夠的緩衝空間，來緩衝這些水腫造成的張力，一樣可以沒有疼痛。所以每個人感冒咽喉腫痛的程度都不一樣，不見得是所謂體質不同，致痛因子釋放的量不同，或是對致痛因子的反應不同，而是被原本的結構所決定。

疼痛大體上可以分成兩個類別，一個是因結構引起的疼痛，像網球肘、足底筋膜炎、感冒時候的神經抽痛，還有天氣變化溫度下降，或是空氣濕冷就會疼痛的風濕症狀等。**另外一類是因發炎水腫而致組織壓迫**。像急性的扭挫傷，明顯的有組織損傷，或是有外來的微生物引起發炎水腫。

前一類引起疼痛的原因是結構改變的張力所致，後一類是因為組織間水腫引起疼痛接收器的誘發，兩者是有區別的。兩者可以分別針對性的解決，但是現在的醫師基本上就給予止痛藥去消除症狀，認為既然不會危及生命安全，疼痛消除了以後，引起疼痛的原因，身體自然會修復、恢復均衡而消除，不必過度為身體擔憂。

一般市面上販售的消炎止痛藥大概分成兩類，一類是 Acetaminophen，另外一類是 NSAID。前者一般認為止痛的作用偏向於神經傳導、感受的阻斷，而後者偏向於發炎反應的阻斷。這兩種剛好有點符合我前面說的兩類，一個因系統結構張力而疼痛，一類因發炎組織水腫引起的疼痛。

現代醫學裡，還沒有關於結構錯亂引起疼痛這種想法，所以許多疼痛難以解決，只能用止痛藥消除症狀，讓病人恢復正常生活。這一類的疼痛，Acetaminophen 是比 NSAID 要合適的。

止痛藥雖然可以消除症狀，但是沒有解決造成疼痛的原因，尤其是結構錯亂的這一

類。止痛藥最大的問題在於掩蓋了身體的警訊。疼痛是一種身體的警訊，疼痛的肌肉要收縮時會受到某種程度的抑制的，像網球肘的病患，主述之一就是無法出力，抑制掉這種警訊，錯亂的結構在繼續使用下，可能會越來越嚴重。

至於挫傷引起的發炎水腫，要消腫必須使被外力撞擊扭旋錯亂的結構還原。以腳踝挫傷為例，常常挫傷後腫脹厲害的案例，都是軟組織損傷嚴重，這時通常會伴隨脛、距、跟骨之間的錯位，這種急性的關節微錯位，會使得受傷的韌帶扭旋，肌腱之間相對的位置改變，這時損傷的地方會持續有張力，傷口會持續滲漏。如果不歸位踝關節，通常要消腫是困難的，歸位關節後，傷口張力消失，修補變得容易。所以即使嚴重的腫脹，關節調整好後，通常三天後就可以消腫一大半以上。

所以**消炎藥只能改善這些發炎反應，卻完全沒有辦法解決造成疼痛的原因**，這跟養虎遺患是一樣的。尤其是纖維肌痛症的患者，一開始吃止痛藥，然後局部注射麻醉藥物及類固醇，使疼痛暫時消失，然後結構錯亂越來越嚴重，終至難以收拾（後面會談纖維肌痛症的細節），所以止痛藥的使用，千萬要謹慎。

纖維組織增生（一）

發炎反應，基本上都伴隨著纖維組織的增生，差別只在於發炎過後，有沒有完全重新吸收回去。

人類從遠古演化而來，在原始的環境中，艱困的求生存，有兩件事最容易危及生命安全，一個是外來細菌、病毒、寄生蟲的感染，一個是傷害造成的失血。這兩件事，免疫系統的初步對應都是啟動發炎反應，分泌纖維素，形成纖維組織；有兩個作用，一個是縫合傷口、黏合組織以止血；一個是區隔戰場，阻止感染源蔓延。

所以**發炎反應，基本上都伴隨著纖維組織的增生，差別只在於發炎過後，有沒有完全重新吸收回去**。這種纖維組織的增生，在從前醫藥不發達、衛生條件不良時，是維護生命安全的重要生理機能，但是在現代，反而變成許多身體問題的根源

像許多關節骨折，經過手術或石膏固定以後，常常還需要經歷漫長的復健。復健醫師或物理治療師在復健中，為了恢復病患關節應該到達的正常角度，除了讓病人主動活動以外，經常還被動的加壓，使關節活動度增大，如用力幫病人屈曲膝蓋或伸屈手肘。

這種在被動情況下幫助病人活動關節時，病人通常會有兩種感覺出現，先是痠，再來就痛，常見復健醫師在病人痛得死去活來之下，今天幫病人的關節增加了很大的活動度，明天病人活動的角度又恢復原來的樣子；治療不僅沒有進步，而且因為操作中撕裂了組織，局部還會腫痛好幾天。

會採用這種被動的復健方式，是因為現代醫學認為，妨礙關節活動的是增生的纖維組織，被動活動病人的關節，目的是為了撕裂那些增生黏連的纖維組織，但是事實上操作中組織的變化，並非如想像的那樣。

我們前面講「疼痛與結構」一節中提到過，將一個人的手肘伸直，手腕往尺側加壓，當病人出現痠的感覺，再壓橈骨莖突時就會痛。痠的感覺，是與肌肉活動相關的筋膜系統，張力增加時出現的覺受（後面會仔細說明），也就是纖維組織系統被扯動的感覺。

而復健操作中出現的疼痛，則是一種正常肌肉或肌腱即將面臨傷害所出現的警訊。所以復健中，如果只撕裂增生的纖維組織，原本正常的組織沒有面臨撕裂的張力，病人應該只痠而不痛，因為增生的纖維組織中，不會有疼痛的張力感受器。

前面提到過，受傷的疼痛，除了組織水腫壓迫外，很大一部分是來自筋骨結構的錯亂，現代醫療在治療筋骨創傷的想法中，骨折最重要是要將斷裂的骨頭重新對位，然後固定，使受傷的組織在正確的骨架上重新生長。在這種思維中，並沒有我們前面提到的，同時也需要將結構網絡重整歸位的概念。**受傷時，會有很多的「骨錯縫、筋出槽」存在的。與骨折骨頭相鄰的關節，和延伸出去的系統、關節都會處在骨錯縫的狀態，因而相關連的肌肉、肌腱也同樣會有筋出槽的問題，而且受傷的肌肉更會有因發炎而來的組織增生。**當纖維組織增生時，就將這些處於骨錯縫、筋出槽狀態的結構網絡系統，固定在受傷後的錯亂狀態。所以復健中，被動增加關節角度時，疼痛感覺的產生，是因為這些骨錯縫筋出槽而來的。

因而在復健的過程中，**如果先將錯縫出槽的筋骨盡量歸位，伸屈增加關節角度時，一開始病人應該只有痠的感覺，而不會痛，直到角度增加到有疼痛感覺出現時，就該停止，以免撕裂正常的組織，造成新的纖維增生，**也同時避免拉扯正常肌肉肌腱，而造成已經錯亂的結構，變得更嚴重。等下一次治療時，因為增生的纖維組織已經被部分撕裂並清除，結構還原一些，而可動性變得更多，復健的角度可以繼續增加，而不會有疼痛出現。

除了上面說的，當治療中，被動屈伸病患產生疼痛時，不僅會使組織受傷，產生新的黏連，更糟糕的是病患會扭動身體其他的部分，藉系統的扭曲來減輕局部張力增加造成的疼痛，這是一種不自覺的體位調整，像前面提到痲瘋病人跑步測驗中，正常人的腳底會出現很多區域的染色一樣原理；這是我們網絡系統透過張力偵測所得，不需經過思維的一種調整，所以過度被動屈伸的復健方式，不僅會撕裂該關節的正常組織，還會增加整個身體結構的錯亂。

這種情況也經常出現在五十肩（凝肩症）的復健中。五十肩的病人，肩部有彌漫性的纖維化，因此在復健治療中，被動屈伸時，病人感覺痠是正常的，而且是必須的，否則組織間的增生纖維沒有張力就沒有辦法撕裂開來，但是當疼痛出現時，就必須停止，轉而調整網絡系統，直到關節活動變成痠為止，才能繼續增加角度。

纖維組織增生（二）

我們身體各個部位，除了少數組織外，總是不停的進行著各種更新與維修，許多組織的形變，微細黏連，就是這樣來的。

一些經常住院，或是一些長期臥床的病人，他們腹部的X光片大概的型態，通常不會有什麼變化，就是腸子脹氣的地方是明亮的，糞便堆積的地方是陰暗的。在解釋這種現象之前，我們先來討論一下身體各部位，非因受傷而來的纖維組織增生，是怎麼一回事。

我們身體各個部位，除了少數組織外，總是不停的進行著各種更新與維修，許多組織的形變，微細黏連，就是這樣來的。先舉骨刺為例子來說明。

我們身體的骨頭，骨細胞處在一直不停的破壞和重整的更新當中。如果骨頭外面的結構網絡形狀、張力改變了，相鄰骨頭之間相對的位置，會被結構網絡牽引跟著改變，因而骨頭跟骨頭之間受力的力量傳導方向也會不同，包圍在骨頭外面的骨膜，也會順著壓力而變形，當噬骨細胞將骨質破壞，成骨細胞重組新的骨小梁時，骨膜會引導骨頭生長的方向，因此骨頭就順著壓力轉折的方向，慢慢改變形狀，適應關節間的壓力，適應因結構網絡改變的新力線，X光片骨頭外形上，多長出來的骨質，我們稱之為骨刺。

有骨刺的地方，經常會疼痛，並不是因為骨刺造成痛，是因為有骨刺的地方，結構網絡轉折的壓力比較大，是網絡上的張力感受器所造成的。因此骨刺是整個張力結構改變的果，而不是致病的因，骨刺的生長，反而是結構自救的一種方式。結構網絡改變，重新生長的不只是骨頭，關節附近接連著的網絡系統，也會因張力而跟著重新生長，適應新的壓力，中間就會有許多的纖維組織增生，這也是長骨刺的關節，周圍的軟組織都會異常增厚的原因。治療上針對骨刺是沒有意義的，應該要解決的是造成骨刺生長的結構性原因。

同樣的，影響胃腸道系統蠕動的原因有很多種，包括食物的種類、情緒、細菌的種類、腹腔外的體壁結構等，胃腸道的蠕動節奏不良，會造成腸壁之間的牽扯，而網絡系統長期反覆的微細修復重整的結果，使得腸道的蠕動，因網絡系統結構的改變而發生變化，就出現了前面所說的脹氣、宿便永遠都堆積在一些轉折中。不僅是腹腔內的結構網絡改變，相連接的體壁外結構，也會受到牽連影響。一開始是體壁的結構影響了胃腸道的蠕動，後來會回過頭來，由於腹腔內張力結構的改變，而影響了體壁（肌肉骨架系統）的運作。

婦女骨盆腔的問題，其實也有同樣的狀況。從腹部下方按壓，仔細做腹腔內的深層觸診，可以摸到會月經痛的婦女，骨盆腔內的網絡系統，都有很多不應該摸到的纖維組織，像繃緊的膜狀組織、縱橫交錯的纖維、微細的帶狀結構都可能存在。**我認為很多是因為外在的體壁結構出了問題，因此體壁接連到骨盆腔的網絡系統跟著錯亂、旋轉，使得月經來時，子宮的腫脹與收縮，製造額外的張力而產生疼痛。**在這不斷改變的微細結構中，會有很多纖維組織的增生，使得整個結構變得越來越僵固而難以還原。

甚至有些骨盆腔內的網絡系統，因為扭曲錯亂，網絡中間有了空隙，子宮內膜才有辦法附著在其間，而造成子宮內膜異位症。同樣的，因為子宮外面的網路系統牽扯子宮肌肉及內部腺體，當張力大到某種程度以後，子宮內部的肌肉及腺體會類似長骨刺一般的增生，而產生子宮肌瘤或肌腺瘤。

在治療子宮肌瘤的時候，針在肌瘤上是沒有用的，甚至可能刺激肌瘤變大。先消除子宮外的錯亂纖維張力（要還原：(1)體壁來的不正常張力，及(2)解開附著子宮外的錯亂纖維排列）後，這時再用藥或用針直接刺激增生組織，可以促使肌瘤或肌腺瘤，因為網絡系統的重新排列，而被吸收回去。

同樣的，許多消化性潰瘍，都可以在上腹部裡，中線偏右一些的地方，摸到繃緊微硬的團塊。因為潰瘍的地方，如果受到擠壓會有明顯的疼痛，所以潰瘍部位附近，身體會不自覺地用體態去避免壓迫，局部的肌肉或結構網絡會變緊，避免因軀體轉折造成擠壓。

因而很少看到消化性潰瘍的病人，可以抬頭挺胸站得很直的，胸椎的第8、9、10附近的肌肉也都僵硬不可動。

纖維組織增生，在演化過程中，原始的用意是修護，但是纖維組織一旦增生出來，也會變成還原的障礙。如之前所舉的急性咽喉炎的例子，將局部微細纖維解開，不但可以止痛，更有助於微循環的流通，加強免疫系統對外來物的清除，而且也防止增生的纖維組織，將不正常結構的固定，造成微循環流通的障礙，變成下一次外來致病原的培養溫床。像反覆扁桃腺發炎的病人，就是這樣來的。

同樣的，消化性潰瘍的病人，固然直接對應的致病原是幽門螺旋桿菌，但是許多人與幽門螺旋桿菌共存一輩子，或許有輕度的慢性胃炎，但是不會有症狀出現。應該是幽門螺旋桿菌在抵銷胃酸作用、引起輕微發炎的過程中，慢慢形成的纖維組織，妨礙了免疫系統正常的防禦與修復，發炎越厲害，纖維化也越厲害，變成一種惡性循環，最終症狀才會一發不可收拾。

有些病人，吃過根除幽門螺旋桿菌的藥，症狀暫時消除了，但是不久又受到感染，消化性潰瘍的症狀又再度出現；這類病人，如果用手法解消潰瘍附近的纖維團塊，通常疼痛可以立刻消失，而且即使不再服用殺滅幽門螺旋桿菌的抗生素，消化性潰瘍的症狀，即使存在，也會變得非常的輕微。

纖維組織增生（三）

纖維組織增生的時候，是結構已經處在不對的狀態，瀕臨撕裂之時，這些纖維組織防止真正的瓦解，卻也造成了真正還原的障礙

前面提過，限制身體大範圍活動的主要因素，是皮膚。皮膚基本上沒有多少延展性，所以皮膚跟肌肉之間的疏鬆結締組織，其間的可挪移、折疊空間，也就是緩衝空間，主要決定了肢體可以伸展的幅度。

真正使肢體活動的是肌肉，肌肉的收縮引發運動。但是肌肉與皮膚之間，會維持一定的張力，所以肌肉收縮時，骨架發生移動，牽引著皮膚滑移，而同時皮膚的長度和下面的緩衝空間也會限制肌肉的收縮，所以我們在某些姿勢下會覺得出不了力，就是因為皮膚的牽扯。

肢體活動中，肌肉的收縮是以協同肌群的方式進行著，而不是單獨一條肌肉的收縮。這協同肌群，通常包括了伸肌與屈肌兩組肌肉，因為通常主要做功的是屈肌群，所以是屈肌群引導了結構網絡的走向，而伸肌做為拮抗固定用，某種程度固定了網絡結構的深

層，於是就形成拉扯的力量。

肌肉的收縮，通常表層所做的功、收縮的長度，會大於裡層的，所以是比較表層的屈肌引導著網絡的走向，而深層的伸肌固定著網絡。

在屈肌的協同肌群裡，每一條肌肉收縮的方向也不會完全一樣，因此整個網絡系統，有來自皮膚對肌肉的牽拉力量、表層跟裡層不同的拮抗力量、相鄰肌肉之間不同角度收縮力量的牽扯，因此整個網絡系統裡，每個部位都充滿了各個方向的張力。

網絡系統在這個複雜的張力結構下，不斷使用的結果，會形成各種纖維組織，在微觀結構下，不斷地被破壞撕裂，同時修復重組，使相鄰組織之間，不會分離斷裂，以維持原有結構。

兩個相連的組織之間的變化，舉關節裡相連的兩條肌腱來說明。兩條相連的肌肉，是同一個協同肌群裡的運作單位，做功的大方向是一樣，但是角度不同，就是這個角度不同，當肌肉做功到某種程度以後，這兩條肌肉會有分離撕裂的危險，但是如果分離得夠遠，協同運作的效率會下降，穩定度也會有問題，所以在分離到某種程度以後，會長出很多纖維組織來固定；但是這樣子的固定，相鄰肌肉之間，已經不是原來的位置了。

尤其是附著在骨頭上的肌腱，由於肌肉收縮，肌腱跟骨頭之間會有角度旋轉的張力，所以纖維組織生長最多的地方，會是在肌腱關節相連的附近，這些增生的纖維組織，是為了使個別肌肉不同角度的工作下，維持協同肌群的穩定度。這種增生組織，在伸肌系統會和屈肌系統位置不太一樣，屈肌出現在肌肉與肌肉之間比較多，而伸肌出現在肌腱與骨頭之間。

纖維組織的生長，還會出現在皮膚與表層肌肉之間。由於皮膚的滑移幅度可能很大，而皮膚跟表層的屈肌之間移動的方向未必一樣。皮膚由於是一個完整的個體，因此方向會是一樣的，比方說右手握拳屈曲的時候，皮膚會向右邊滑移，這時左手的皮膚和肌肉之間就會變緊，如果左手同時也要用力，則皮膚與肌肉之間的一些微細纖維就會撕裂，所以隨著身體操作使力的習慣，逐漸會在不同地方形成一些微小纖維團塊。而這些微小纖維團塊，主要會出現在屈肌的位置。

而隨著屈肌的牽引（這種牽引是一種旋轉，後面再詳說），整個網絡系統會跟著旋轉，但是伸肌需要穩定固定著，因此深層的微小纖維團塊，主要會出現在伸肌肌腱附近。屈肌在協同肌群不同方向的工作下，常常保持一定的可動空間，所以屈肌系統是把網絡結構牽引歪斜的主因，但是使整個結構網絡變形無法還原的主要原因，是伸肌系統。

所以要解開網絡系統比較大方向的旋轉，要先解開伸肌系統；而要還原被牽引歪斜的結構，使肌肉正常的收縮方向，並還原整個網絡結構的細部問題，則主要在屈肌系統。尤其很多定點的疼痛，就是可以明確指出骨錯縫的地方，真正要處理的就是屈肌系統了。

在治療結構錯亂的問題時，纖維組織增生來的黏連，常常是有沒有辦法澈底治癒的關鍵，尤其是一些治療完很容易復發的疼痛。因為纖維組織增生時，是結構已經處在不對的狀態，瀕臨撕裂之時，這些纖維組織防止真正的瓦解，卻也造成了真正還原的障礙。

纖維組織增生(四)

結構網絡的錯亂，問題不只出在肌肉系統的疼痛，當體壁的結構錯亂了，附著在內臟的結構網絡跟著錯亂扭曲，進而就會影響很多生理機能。

纖維肌痛症候群，會有全身廣泛性疼痛，診斷上，影響的範圍必須包含身體兩側及腰部上下兩區域，符合身體十八個部位中超過十一個壓痛點。除疼痛之外，還常伴有疲倦、失眠、頭痛、腸胃道症狀、憂鬱、焦慮等生理失調的症狀。

如果按照我前面所說的，壓痛是由於局部張力增加所致，那表示全身的結構網絡都錯亂繃緊了，才會出現那麼多的壓痛點。這些情況就是身體從足弓往上延伸的縱軸力線，及兩手因肌肉收縮程度不同而來的橫軸力線，都產生了大幅度的旋轉，如同扭毛巾一般，整個結構網絡才會繃緊。主因其中有一些結構沒有辦法解開，因此結構網絡系統，逐漸順著這些無法解開而造成身體軸線旋轉的勢滑移，因結構繃緊，不同層次組織之間拉扯力量加大，為了穩固相鄰組織的相對位置，纖維組織逐漸形成，結構因而鎖住，無法解開。打個比喻，骨頭像身體，結構網路像衣服，這情況就是衣服卡住，愈穿愈歪、愈來愈緊的狀態。

結構網絡的錯亂，問題不只出在肌肉系統的疼痛，我們的內臟透過網絡系統，都固定在肌肉骨架所形成的體壁上，當體壁的結構錯亂了，附著在內臟的結構網絡跟著錯亂扭曲，進而就會影響很多生理機能。

容易疲憊，是因為肌肉外層的所有網絡系統，都處於旋轉繃緊的狀態，肌肉的收縮是順著網絡給予的方向及空間進行的，在這種情況下，肌肉不容易放鬆，由於結構網絡牽扯，到處都覺得痠，因系統緊縮組織間沒有緩衝空間，所以肌肉要收縮，需要帶動整個系統，因而比正常要消耗更多的能量；而且微循環不良，代謝廢物累積，能量、氧氣供給緩慢，當然容易覺得非常疲憊、全身無力。

常見的失眠，很大一部分是結構跟精神狀態都不良，而且互為因果所產生的。長期失眠的病人，頸椎跟頭顱之間的張力都很大，可以觸診到耳朵下方頸部的肌肉和網絡系統有明顯糾結繃緊，如此一來，顱腔內的張力會增加，脊髓液的回流不良，頭部的肌肉會繃緊，這些都會使得大腦處在興奮狀態，不容易安靜與入眠，導致焦慮變得嚴重，以及焦慮伴隨而來的很多生理機能失調。

當我們處在緊張或興奮的狀態，身體的背肌是繃緊的，肩胛骨會不自覺上提，這些會加重頭頸之間的張力，而導致神經興奮與結構不良之間的惡性循環。**結構不良使得睡**

眠不佳，神經緊張使得結構綳得更緊，錯亂更嚴重。所以常常很多全身結構錯亂的病人，治療過程中，第一個改善的生理現象是睡眠；好的睡眠使得精神放鬆，肌肉跟著放鬆，而形成良性循環。

會出現消化系統功能障礙，同樣來自於情緒與結構。情緒會影響消化酶的分泌及胃腸道的蠕動，眾所皆知，不再說明。至於結構上的問題，下段肋骨的歪斜，會造成橫膈膜的扭曲、賁門的開合有問題，造成容易泛胃酸及胃脹氣；腹部外層結構網絡的扭曲，同樣會透過整個網絡系統的牽扯，進而妨礙腸道的蠕動；如同前面纖維組織增生分析的，胃腸道產生扭曲結構固定後，脹氣跟著發生，張力增加，神經興奮度增加，情緒因此影響睡眠。所以中醫治療睡眠問題，有許多是從胃腸功能下手。而且脹氣，使得整個腹腔內結構網絡系統張力增加，回過頭來加重軀幹結構網絡錯亂的嚴重性。

至於骨盆腔範圍的結構網絡錯亂扭曲，會造成排便及婦科的問題。如果骨盆腔底部的結構網絡出問題，直腸會受到某種扭曲，肛門括約肌也會受影響，還有前面說過的子宮卵巢一樣會有纖維組織增生的一堆問題發生。

所以纖維肌痛症，是典型需要從結構治療的病人，雖然同時會伴隨著很多情緒、精神上的問題，而這些都與結構明顯相關，可以從改善結構下手。

纖維肌痛症的治療，先要解開整個網絡系統，從表層解起，皮膚有足夠的滑移空間，肌肉才能擺脫束縛而還原。**還原皮膚的滑移空間，第一個要解的是終端結構網絡，十個手指、十個腳趾的皮膚。**

當由最表層的結構網絡，皮膚開始，一層一層的往下解開肌肉的錯亂，最終還是要還原肌腱在骨頭上的張力，必須要調整到四肢主要關節上，黏連的纖維組織解開，肌腱與骨頭附著的地方，有足夠的可動性，沒有旋轉的偏向，這樣整個系統才算打開到可以真正開始還原的程度。

隨著結構改善，生理失調引起的症狀慢慢會消失，微循環改善，肌肉的彈性逐漸恢復，結構才有足夠的緩衝空間，而澈底治癒。如果把結構引起的生理問題，當作真正的問題去處理，反而會使得生理機能更加混亂，打亂身體內在的調控機制，只會使身體的復原更困難。因此才會有與痛和平共存的奇怪論調出現。

癢

我們用手去輕微觸摸身體的某些部位，會產生癢的感受，某些部位會某些部位不會，固然跟皮下的感覺接受器數量有關，但是也跟皮膚與肌肉之間的張力有關。

輕微的癢，我們用手或器具抓搔一下，會有愉悅感產生，而且常常不抓搔一下，會持續存在一陣子，進而影響情緒或專注力；而嚴重的癢，會造成我們生活很大的困擾，甚至因過度的抓搔，造成皮膚損傷，進而變成真正的疾病。癢，會成為我們身體的一種基本覺受，在生理上一定是有意義的，以下試著討論這個既是生理也是病理的機制。

有一次，我被蚊子叮到了，腫起一個包，癢個不停，剛好手邊有一個壓下去可以吸住皮膚的塑膠拔罐器，就順手在那個包上吸拔了幾下，忽然那個包就不癢了。這使我大感意外，癢，不是因為蚊子唾液裡的毒素所造成的嗎？化學性毒素所造成的症狀，為什麼可以用物理性的方法消除呢？

我想如果癢是物理性質造成的，藉著吸拔皮膚力量的牽引，造成的效果應該是讓皮下組織的流通增加，疏散皮下組織腫脹造成的積聚；如果止癢效果是因這樣而來，那麼我們可以推測癢的感覺，是因為皮下組織張力增加或改變而來的一種感受。而蚊子叮咬，我們身體啟動免疫反應，造成局部水腫，改變皮下組織張力，因而造成癢的感覺。

因此我想到了，**我們一般皮膚癢的感覺，是因為肌肉跟皮膚之間的張力改變**，組織間產生了皺摺、轉折的張力，我們用手抓一抓可以立刻止癢，也就是改變了組織裡面輕微扭曲、轉折的張力，如果忍著一直不去理它，一段時間也會不癢，那是因為我們身體自己會代償協調張力的分布，而不是因為適應感覺變遲頓。

而用藥膏塗抹的止癢，則是因為裡面的抗組織胺或類固醇成分，可以抑制因發炎反應而來的水腫，等皮下組織原本的水腫清除就可以不癢，但是這需要時間。用拔罐器吸拔比較快可以止癢，但是如果引起發炎反應的化學因子沒有清除，一會兒還是會癢的。那次我吸拔了以後不癢，是因為已經癢了一陣子，該清除的毒素已經清得差不多了。

我們用手去輕微觸摸身體的某些部位，會產生癢的感受，某些部位會某些部位不會，固然跟皮下的感覺接受器數量有關，但是也跟皮膚與肌肉之間的張力有關。我們輕微觸摸皮膚，會使得皮膚及皮下組織間的小肌纖維收縮，引起皮膚與肌肉之間的張力改變，因而產生癢的感覺。所以尖銳一點的物品輕觸會比大範圍的觸摸要容易造成癢，就跟如何造成皮下組織張力變化有關。

因此過度怕癢也是有問題的，像有些病人胸口、腋下、肩膀一碰就非常癢，這就是結構出了問題，以致於皮膚跟肌肉之間的緩衝空間減少，皮下組織裡的張力接收器閾值降低，因而很容易覺得癢。當我們把骨架、肌肉調整歸位以後，一碰就癢的感覺可以減少非常多，所以我常說，怕癢也是一種病。

有個癢的案例。一位復健科醫師的太太，她有纖維肌痛症，記得有一次，她的腳被不知名的蟲子叮咬了，因為非常癢，因此一直抓，以致皮膚有些破損。她告訴我，已經好幾天癢到完全無法睡覺，先生給她吃了抗組織胺、類固醇，還抹含類固醇的藥膏，仍然癢到無法忍受。我拿上次說的拔罐器，在她的腳前後左右吸拔了一陣子，她就不癢了，回去也沒有吃藥，也沒有再癢起來。

我告訴她原因她是個纖維肌痛症的患者，本來肌肉皮膚之間的張力就有問題，被蟲子叮咬後，引發免疫反應，局部皮下組織水腫，因而感覺癢，而且會比一般人更癢，當她用力抓破皮時，皮下組織被撕裂，組織間會有很多新的纖維組織增生，使得發炎物質消散更慢，皮下組織間的張力無法消除，所以持續癢個不停。經過拔罐輕微的疏通皮下組織，增生黏住的纖維組織被拉開了，組織液流通了，張力改變，因此就不癢了。

同樣的道理，**當我們有了創傷，傷口在修復、結痂的過程中，我們常會覺得癢，是因為痂皮沒有彈性，皮膚滑動中，痂皮下的組織間張力改變，刺激了感覺接受器所致。**

有些傷口在癒合過程中，纖維組織的生長無法停止，因而產生蟹足腫，這是因為這種受傷的皮膚跟肌肉之間，原本就存在著張力，類似怕癢的那一種狀況，皮膚破損後，傷口的兩端有拉扯的力量，就像綳緊的布破裂會分開一般，因而組織在癒合的過程中，皮膚修補好張力消失的終止訊號一直無法產生，所以纖維組織就不斷地增生而隆起。

蟹足腫一個很重要的特徵就是會癢，熱、流汗、觸摸都會癢，這表示原本皮膚的張力還是存在著。如果把整個結構系統重新調整好，**蟹足腫是可以不癢的，當蟹足腫不癢時，用針刺去消散纖維組織團塊，纖維團塊是可以逐漸消散平整的**（鬆解疤痕組織的針法後面會提到）。所以可以施針的前提是必須蟹足腫摸起來不癢，不癢才表示皮膚不正常的張力消失了。

局部反覆發作的頑固濕疹，用藥物很難解決的原因，是因為本質上這是一種結構性的疾病。當局部皮膚被整個結構牽扯達到某種程度以後，就產生癢的感覺，這種癢很難消除，會不自覺的反覆抓搔以暫時止癢。在有張力又有外來力量抓搔破壞的情況下，慢慢就產生皮損，然後纖維組織增生，組織更不柔軟沒有彈性，於是更容易癢，而惡性循環。這種造成皮膚上的結構張力，有可能是來自遠端，或者是皮損下方深淺層肌肉的嚴重交錯。

至於全身性的搔癢，以全身性濕疹和老年的冬季搔癢症為例。曾見過我老師，治療一位全身性濕疹的病患，那位病患，全身皮膚都嚴重脫皮，包括臉部及手掌，很多地方都因抓搔破皮滲血而結痂，無時無刻不癢，幾乎無法入眠。老師用科學濃縮中藥五苓散，連吃三週，病人有一天忽然感覺完全不癢了，然後皮膚就逐漸復原。

前面例子，是因為生理代謝的機能出了問題，所以皮下組織間隙液體貯留，造成張力增加，因而全身搔癢難耐。老師用五苓散把多餘液體排除，所以就不癢了。另一種情況是老年的搔癢症，尤其是冬天更厲害，是因為老年人皮下脂肪變少，組織萎縮，因而皮膚與肌肉之間的張力改變而癢，冬天因為冷而皮膚下的汗腺肌纖維、豎毛肌纖維收縮，會癢得更厲害。中藥用養陰補血的藥，增加皮下組織裡的體液來治療，像當歸飲子。

我們這種從小在台灣長大的，環境一直都潮濕，一旦出國到其他較乾燥的國家，幾天以後皮膚通常都會非常的乾癢，這是因為水分散失過度，皮膚下的張力改變所致。只需要擦乳液，把毛細孔堵塞，防止水分經汗腺流失，就可以不癢了。

痠

痠，是結構網絡被拉扯時產生的感受，是在網絡張力增加而且平均分布時出現，局部張力過大，肌肉肌腱受到拉扯，才會出現疼痛。

臨床上常常聽見病人抱怨痠痛，彷彿痠跟痛是連在一起的，但其實兩者在生理上造成的原因是不同的。

我們常常在爬了一座大山，或是激烈運動過後，第二天渾身痠得不得了。之前常常有一種說法是，肌肉行無氧呼吸，乳酸堆積，所以才會痠。這種說法是完全站不住腳的，因為乳酸的濃度一定是剛運動完的時候最高，可是我們常常是在睡醒覺以後才開始痠的，更不會有什麼第二天乳酸才釋放出來的道理，乳酸是在細胞內代謝，不是在細胞外。

就前面講過疼痛時做的示範，將手臂伸直，手腕往尺側牽壓時，當手臂有痠的感覺時，按壓橈骨莖突會疼痛。所以痠，是結構網絡被拉扯時產生的感受，是在網絡張力增加而且平均分布時出現，局部張力過大才會出現疼痛，所以前面說過，骨折復健過程要痠不能痛。

激烈運動時，很多肌肉都處在收縮的狀態，關節變緊，經過一個晚上的休息，由淺層的肌肉開始放鬆起，肢體活動帶動皮膚，皮膚在各個方向滑動，牽引淺層肌肉，因而淺層肌肉會先鬆解。**淺層鬆解了，深層的還沒有還原，這時網絡就產生張力，痠的感覺就出現了，而且這種痠，常常感覺痠到骨頭裡面去，就是因為深層的肌肉沒有鬆開來。**通常要經過兩、三天，所有肌肉都鬆開來了，結構網絡的張力還原，痠的感覺才會消失。

同樣的道理，有變天濕冷就關節痠痛的病人，就是因為本身結構有問題，結構網絡系統裡的張力，已經繃緊到瀕臨誘發感覺接收器的程度。冷時，皮膚下的一些收縮機制收緊，防止體溫散失，整個結構網絡縮緊就會痠，如果下面有肌肉肌腱已經繃緊到接近痛的程度，就會又痠又痛了。許多人應該有過冷氣一對著皮膚吹，身體會痠的經驗。至於濕氣重，皮下組織水分蒸散不易，堆積的結果也會增加網絡系統張力。

一般不太運動的人，一開始要練習跑步，會覺得跑不遠跑不快，通常有兩種原因，一個是覺得氣喘不上來，一個是腳步邁不開。氣喘不上來，主要是因為胸椎肋骨區域的結構網絡系統，沒有辦法充分伸展，肋骨的開合度不夠，肺部的氣體交換不足，這主要是橫軸的問題。至於腳步邁不開，則是縱軸的問題。

沉重跟緊的感覺，主要是網絡系統的張力大，以致於大腦設定的支配程式，無法有效執行。這有許多原因，一種是肌肉之間平時少做這麼大範圍的相互滑移，組織間有微細黏連。此外，因為肌肉已適應平時的生活習慣，結構網絡依著生活型態的需求而構築，跑步時要將整個網絡重新調整到新的運作方式，有太多的肌肉要重新修正收縮的方向、路徑，也有很多結構網絡的細節要全新吸收與重建，所以會感覺沉緊。

過度運動後會痠，一開始練習跑步也會痠。這是因為一開始跑步時，結構網絡在跑步的姿勢下，沒有辦法完全伸展，因為已經為日常生活習慣而改變，但是現在開始跑步，結構網絡又要因適應跑步而重新分布，一些肌肉已經改變，但是有些沒有跟著變，一旦回復到原本日常生活中的姿勢，肌肉間就會出現新的張力，而感覺痠。直到持續的跑步鍛鍊一段時間後，這種痠的感覺才會消失，這是原本因肌肉間的網絡系統，被逐漸的撕裂、重組，重新生長，而適應了跑步跟原本的日常生活習慣中所需要的結構網絡空間。

在這結構網絡重組的過程中，纖維組織的增生，常常是在肌肉與肌肉之間的筋膜，處在即將撕裂分離的狀態下長出來的，因此肌肉就被固定成和原本不太一樣的相對位置。而且為了適應運動的需求，肌纖維的量會增加，而使得原本的結構網絡系統變形。

運動員常常因為過度的訓練，結構網絡依運動的需要而重組生長，當運動員減少運動量或停止運動以後，因為肌纖維的萎縮，結構張力改變，而產生許多痠痛，身體為了維持因肌肉萎縮、多出空間的張力均衡，便用脂肪組織去填補這些空間，所以很多職業運動員退休以後，不是到處痠痛，就是變得肥胖。

在臨床上，痛的感覺容易定位，摸得清楚，找得到壓痛點，而痠，常常是模糊的一片。所以臨床治療上，清楚定點的疼痛，都有明顯的骨錯縫跟筋出槽，所以一定要改變那個關節上兩相鄰骨頭的相對位置，才有辦法解決，而痠的治療則需要調整大範圍的網絡結構。尤其某些特定情況會痠的，像吹風、變冷、感冒、吃特定食物，而且都痠在一樣的部位的，就是結構有問題了，需要調整；即便當下沒有問題，但是表示結構已經處在接近極限的狀況，一有問題，像是創傷之類的，就有可能會變成大問題。或是年紀大一些時，結構網絡裡的緩衝空間萎縮，問題一樣會再浮現的。所以常說，許多老傷，沒有澈底治療好，到老的時候會再出現的，而這些老傷，是常常會以痠的方式來提醒我們的，只看會不會解讀而已。

麻痛與麻木

漸進式的結構改變，引起的神經壓迫，通常先出現麻，同一姿勢久了肌肉變緊壓迫增加，才會變成痛。

麻的感覺，是一種神經被壓迫、傳導受阻的感受。神經輕微的壓迫，會產生麻的感覺，過度的壓迫才會疼痛。像急性發作的坐骨神經痛，會沿著神經根傳導的區域產生疼痛感，那是因為急性期除了椎間盤突出以外，神經根附近還會發炎水腫，使得壓迫變得嚴重。等到慢性期，急性發炎過後，剩下單純的壓迫，常常就只剩下麻而不太會痛，除非活動過久，肌肉收縮變緊，壓迫變得嚴重，才會產生疼痛。

麻的區域，常常可以頗為精確的定位，以手麻來說，如果是由肩膀開始往下麻或痛，有清楚路線的，絕大多數是頸椎神經根壓迫了。橈神經、正中神經、尺神經的壓迫，都有清楚範圍，區分不難。如果是整個上臂糊糊的麻，不能清楚確定麻的位置，常常是臂神經叢的分支被壓迫了，有分支交錯，支配區便變得分散混雜，所以感覺整個肩臂糊糊麻麻的。

漸進式的結構改變，引起的神經壓迫，通常先出現麻，同一姿勢久了肌肉變緊壓迫增加，才會變成痛。一般像正中神經壓迫的腕管隧道症候群，就是下臂結構網絡旋轉扭曲了，尺橈骨改變了相對的位置，八個腕骨因而跟著排列變形，腕橫韌帶張力增加，腕管隧道變狹窄，壓迫正中神經。症狀出現常常是同一個姿勢過久，肌肉緊縮，尺橈骨繃得更緊，神經壓迫變得嚴重。比較嚴重的腕管隧道症候群，由於手臂結構已經歪斜扭曲，白天手臂肌肉張力有一部分可以由肩背的曲度代償，不會壓迫那麼厲害，但是晚上睡覺時，背部躺平，手臂肌肉的網絡系統代償消失，所以壓迫變得嚴重，因而很多病人在晚上會痛到不能睡覺，這並不是由於晚上止痛系統的荷爾蒙分泌減少所致，是有結構上的原因的。

我曾經有兩個病人，平時沒有症狀，一個是不能赤腳踩在冰冷的石材地板上，不然有一隻腳的第四根腳趾頭會麻，嚴重一點會痛。另外一個是不能用冷水洗碗，洗久一點右手的第四根手指頭一樣會麻會痛。像這種情況，都是掌管第四根腳趾、手指頭的神經被局部變形的結構壓迫了，平常活動，網絡留有足夠的緩衝空間，所以沒有什麼不舒服的感覺，但是一遇到冷的環境，皮膚及皮下組織收縮，結構網絡變緊，神經就受到壓迫，痠麻痛就產生了。先痠，痠的區域就比較廣，整個手掌還有下臂，但不會是很精確，跟著很快就由麻而變痛，麻和痛的範圍就很清楚，就只有在手指頭而已。

手指麻痛的病患，治療上由肩膀開始，到尺橈骨調平，掌骨調正，整個結構調整好，手碰冷水會麻痛的症狀就消失了。同樣的，腳趾麻痛的病患調整好由骨盤而下到腳的系統，再調好足弓，踩冷地板會麻痛的症狀也消失了。

還有一種麻的症狀，就是化療後手掌腳掌麻木的現象。有的病人麻到踩地沒有知覺、筷子拿不住。我想這是因為化療藥物也傷害了正常細胞，死亡的細胞會纖維化，瀰漫性的纖維化使得手掌、腳掌皮下組織緥緊，而原本手掌、腳掌的皮膚就比較緻密，因此壓迫皮下組織的神經感受器，而感覺麻；解開這種皮下的壓迫後，症狀就可以非常有效的改善。

像這類的病患，我曾用針灸的針輕輕的刺激手背腳背的皮膚，可以把皮膚從鱗狀上皮層到肌膜之間，透過針下的感受，分成很多層，由皮膚最淺層開始，逐層鬆解，等到一層鬆解後再深入一層，慢慢進針，針回提時組織會黏著針，就表示那一層組織還有張力，退針一些再針，直到進退針組織都沒有張力黏著針為止，逐層鬆解到肌膜。

在針的過程中，必須要解開末端的結構網絡，就是手指腳趾的皮膚，還有在行針時，要不斷的翻旋手臂手掌，或小腿足弓，才能使得翻旋鎖住的結構網絡，一層一層的鬆開。當每一個指縫都針開了，手指腳趾的末端結構網絡也鬆開，整個手掌、腳掌的皮膚可以滑移，不會被下方的肌肉系統鎖住，即便痲到踩地幾乎沒有知覺的病人，也可以當下改善到只剩少許痲而已。

還有一種不是痲，而是中醫稱的「木」，就是那個區域完全沒有感覺了；**痲還有感覺存在，木基本上是神經已經某種程度的受損**。像我當兵的時候，穿著不合腳的大皮鞋，非常堅硬，一年十個月的兵役退伍後，我的右腳大拇趾完全沒有感覺，用針刺也不知道痛，直到退伍後半年多，才慢慢恢復。

我曾有一個病人，嚴重的頸椎神經壓迫，痛了幾個月，我把結構調整，症狀逐步減輕，幾次以後，他告訴我，剩下大拇指內側指甲邊，一個不到一公分的小區域沒有感覺，他不經意摸到才知道，後來那個沒有覺知的「木」區，就一直沒有恢復。我想是周邊的神經容易重新生長，而中樞的有困難，像這種情況就很難區別到底是中樞還是周邊神經受損傷了。

所有的錯位都是一種旋轉

所有非因外力創傷，因過度、不當使用，身體代償而來的生理結構錯亂，在結構還原的調整中，所有的治療基本上都是在解決旋轉的問題。

所有非因外力創傷，而是因過度、不當使用，身體代償而來的生理結構錯亂，基本上都是一種旋轉；骨頭會在關節裡旋轉，肌肉會在結構網絡裡旋轉，皮膚會順著縱軸、橫軸軸線旋轉。

生理結構變化的情況，可以這樣描述：可以把手臂或整隻腳，把骨頭想成排列成一串的積木，外面的結構網絡像包裹著沒有彈性的塑膠包膜，如果積木被弄亂了，積木移位的方式，一定是順著中軸線的一種旋轉，這樣才能使系統張力最小，張力最平均，不會有單獨一、兩個積木凸出去或凹進來。關節裡的骨頭移位，基本上也是同樣的概念。

我們的肢體動作，是以協同肌群的方式進行，前面講過，屈肌主導結構網絡的方向，這種變化也是一種旋轉，尤其是上肢的變化。這可以用橈側屈腕肌來說明。橈側屈腕肌收縮的時候，手臂會旋前，整個網絡會被帶往旋前的方向，這時候網絡系統大體上會呈現一種旋轉的狀態，這種結構網絡的變化，會使得處在收縮狀態的肌肉，跟著結構網絡的牽引，而變成弧形類似香蕉、茄子狀（後面肌肉觸診時會細說）。基本上我們四肢的使用，都是向近心端方向收縮，都會造成網絡系統的旋轉。

在同一個起點或止點的肌肉群，雖然是同一組協同作用的肌肉，但是肌肉的另一端，畢竟接在不同的骨頭上，有著不同的作用，所以這一組肌肉，雖然每條肌肉的旋轉角度不會完全一樣，但畢竟包裹在同一個區域的結構網絡內，所以大抵呈現的旋轉狀態不會差太多。

我們的骨架會因肌肉的收縮，被結構網絡牽引而滑移，逐漸變形。身體的縱軸，包括由足弓、脛腓骨、股骨到骨盆、脊椎、肋骨，在日常生活裡，兩側肌肉不對稱的使用下，這個縱軸系統基本上不是兩側對稱的，多少都會有順時針或逆時針的旋轉。

由於每個人都有習慣的主導手，左撇子或右撇子，因而導致兩手臂肌肉不對稱的收縮狀態，構成了橫軸的變化，這包括胸椎的旋轉，肋骨肩胛骨的旋轉位移。這縱軸跟橫軸的變化，都會牽引皮膚的移動，而這種皮膚的滑移，相對於縱軸跟橫軸的中心線而言，也是一種旋轉。

兩手兩腳屈肌收縮的方向基本上是一樣的，但是相對於皮膚的旋轉而言，會有一側的屈肌的收縮是跟著皮膚旋轉，而另一側屈肌的收縮方向，就會逆著皮膚的滑移方向。因為**皮膚是一整塊連續而沒有什麼伸縮空間的組織，滑移後是整塊皮一起移動，而肌肉是順著使用的方向旋轉。**

這會影響兩側屈肌的收縮狀態，屈肌收縮跟皮膚旋轉同方向的，結構網絡會旋轉得比較緊，而逆著皮膚旋轉方向的，屈肌的收縮為了跟皮膚維持一定的張力，結構網絡不會繃那麼緊，收縮會受到限制。這也是為什麼大拇趾外翻，常常是一隻腳比較輕一隻腳比較嚴重的原因；皮膚旋轉跟屈肌收縮同方向的那一邊大拇趾會外翻凸出得比較厲害。

所以在結構還原的調整中，所有的治療基本上都是在解決旋轉的問題。在治療的次第上，必須要先還原皮膚的旋轉方向，這樣每條肌肉才有辦法擺脫來自皮膚的牽引力量，再來要還原淺層的肌肉，而後骨頭的還原才有足夠的空間。**而要還原這樣的旋轉，最重要的是能夠觸診清楚皮膚、每條肌肉、關節骨架的旋轉方向，才能夠解開，這些必須是觸診來的，不是依據病人的主述、或是病人活動出現疼痛的角度所能明白的。**

我們內臟也會透過整個結構網絡的旋轉扭曲，改變原本在結構網絡中的位置，像橫軸的旋轉，會牽引肋骨，導致胸廓的變形，進而影響橫膈的張力及形狀。腎臟在後腹壁，附著在下段的肋骨上，一樣受縱軸的旋轉影響，盆腔內的子宮、卵巢、膀胱，更是受到骨盆腔的旋轉影響。這種縱橫軸的改變，會牽引包裹內臟的結構網絡，這同時也意味著內臟網絡張力、微循環的改變。所以內臟位置的改變，相對於整個結構網絡的軸線而言，也是一種旋轉，所以調整內臟位置的時候，所用的手法也是在還原這種旋轉。

觸診最重要的，就是『輕一點』、『慢一點』

這樣才不會引起原本結構網絡的攣縮形變，

也才能摸清楚不同層次的滑移空間。

觸診的基本要領

觸診結構網絡，是藉著淺層結構網絡帶動深層網絡的時候，找出使網絡滯住不可動的地方，判斷有問題的張力來源，這是結構治療觸診最基本的原則。

從前通霄師父教我們的時候，一直強調的，臨床檢查跟治療要輕一點、慢一點，後來我才明白，師父要我們輕一點、慢一點，關鍵不在於力量的大小、速度的快慢，在於對實際內容的掌握。

就像我們在練內家拳的時候，一開始動作一定是非常緩慢的，這有兩個目的，一個是慢才能看清楚動作中，自己身體的細部動態，另一個則是這樣才能重組腦中對該動作已經設定的肌肉運用模式。

前面講過我們日常生活中使用肢體的習慣，是固定身體偏中軸的部分，來活動遠端的關節。如果治療的時候，也是用這種方式抓握病人的話，會有一個問題，就像我們手中握著一個手把，要從身體的遠端移靠近身體，我們抓著手把用力的鬆緊度，會隨著跟身體的距離而改變；如果靠近時，我們沒有放鬆下臂肌肉，手把會越握越緊，所以在抓握的過程中，我們的肌肉收縮狀態是不斷在改變的。但是通常我們抓握的東西都是「物質」，抓握的鬆緊度不是那麼重要，只要能順利完成移動的目的即可，因而我們不會那麼在意手下抓握的力量。但是這在結構治療的觸診和治療過程，就非常重要。

我所從事的結構治療，主要是調整關節裡骨頭的對位、還原肌肉不正常的收縮狀態、消除皮膚以及內臟的異常張力，這些治療都是透過結構網絡的調整來完成的，並不是直接調整骨頭或是處理肌肉本身。所以做觸診的時候，檢查的是結構網絡本身，弄清楚結構網絡裡的轉折、張力變化。

平常在做觸診的時候，是牽引著皮膚，當輕輕拖動皮膚的時候，看看下面的肌肉是不是可以跟著皮膚移動，淺層的肌肉是不是可以在不同方向同樣的帶動深層的肌肉。一個對的結構，比如說一條肌肉、或一個關節，它上下左右該有的緩衝空間都是一樣的，這樣它的張力才是均衡的、沒有旋轉的。也就是說，觸診結構網絡，是藉著淺層結構網絡帶動深層網絡的時候，找出使網絡滯住不可動的地方，判斷有問題的張力來源；這張力來源是同層次的左右還是上下層，是身體的近心端還是遠心端來的，這是結構治療觸診最基本的原則。

觸診過程中，我們必須維持手掌觸摸、抓握的所有地方，張力是一樣的，這樣被牽引著的網絡才不會在手掌裡製造扭轉或是折疊的張力，以致無法判斷微細組織間的問題。

同樣的，在治療的時候，不管是引著皮膚動或是轉動骨架，也都是牽引著整個網絡，不斷的找出還原張力的旋轉方向；這過程中皮膚與淺層肌肉、肌肉與肌肉之間、骨頭與肌腱之間，都是不斷的在改變相對位置。尤其是我們直接抓握的是皮膚，如果抓握過緊，皮膚跟淺層肌肉之間無法滑移改變位置，那就使結構網絡的一部分黏滯住了，結構網絡是無法完成重組的。

因而**不管是觸診或治療，都不可以壓死或抓死皮膚、肌肉**，像日常生活中抓住杯子或拿著椅子一樣的方式，這會使得不同層次之間的網絡系統分別開來歸位。網絡的一部分滯住了，就像打了一個結，真正還原網絡裡的張力、還原各組織間應有的緩衝空間就變得不可能。

所以**不管在觸診或治療的時候，醫者身體必須完全放鬆**，像打內家拳的時候一樣，隨著觸診或治療的手動，醫者的身體也必須同時移動，才不會因為跟病人的距離改變，而影響手下的鬆緊度；像練習太極拳的推手一樣，身體必須跟著對手動，才有辦法維持手下張力不變。也只有跟著動，才能保持手臂肌肉的完全放鬆，保持醫者的手與病人的結構網絡一定而不變的張力，這樣牽引病人的結構網絡動時，才不會製造局部的打結，保持病人結構網絡內的流動性。**醫者只要上身任何一個地方用力沒有放鬆，手就沒有辦法在轉動、挪移的過程中，保持和病人的身體均衡一貫的張力。**

這樣細膩的醫師與病人之間的互動，是需要不斷的反覆練習才有辦法精細；如同前面說過的，要重組大腦內我們肢體使用的習慣，才有辦法完成。這有時不是說知不知道觸診要摸什麼，而是醫師的手越輕柔綿軟，才能掌握越多病人身體變化的細節。

而且觸診中常常有個習慣，會不自覺的去搓揉一個手下有異常感覺的關節，或是推擠一個突出繃緊的肌肉；這樣是有大問題的，因為一用捏、壓、搓、擠，結構網絡感受張力，就立刻整個系統滑移變化去抵銷那個外來的張力變化，這樣就摸不清楚原來的問題了。

因而觸診最重要的就是我師父說的，「輕一點」、「慢一點」，這樣才不會引起原本結構網絡的攣縮形變，也才能摸清楚不同層次的滑移空間；觸診滑移快了，就感受不到不同層次、左右上下的張力變化。觸診是要摸清楚結構網絡的問題，尋找張力的來源，不是摸清楚有問題的那一條肌肉或是有問題的那一個關節。

關節的觸診

關節的觸診方式，觸摸骨頭的對位固然是觸診的內容之一，但是最重要的是網絡系統的可動性。包括皮膚跟肌肉之間、肌肉跟肌肉之間，還有韌帶與骨頭之間。

一個對的、好的、正常的關節，在動態檢查中有一個很重要的特徵，就是該關節在活動到極限的過程中，不會有阻力出現。也就是限制關節活動到極限的是韌帶。在關節活動到極限的過程中，附著在該關節上的肌肉是不應該出現張力、阻力的。

以手肘為例子，伸展到極限，鷹嘴在卡進鷹嘴窩的過程，所有的肌肉都不應該繃緊，不應該有阻力，就是下臂鬆鬆的伸直、直接到底卡住，不應該用力才能伸直，如果需要用力才能伸直，包裹這個關節的網絡系統就已經錯亂了。

我們說一個關節對還是不對，重要的不是指骨頭的對位，而是指附著在這個關節上的軟組織系統的狀態。所以像一個退化變形的關節，或是受傷骨折變形的關節，調整歸位該關節的標的，是使附著在關節上的肌腱韌帶沒有扭曲，結構網絡系統在關節活動時，沒有阻力產生，而不是骨頭的對位正確與否，因為關節已經變形，沒有所謂的正確對位了。一個錯亂的關節，如前面所說的，是一種旋轉的錯位，臨床的觸診，就是要摸出這種錯位的旋轉變化。

關節的觸診方式，觸摸骨頭的對位固然是觸診的內容之一，但是最重要的是網絡系統的可動性。所謂可動性是指網絡系統在肢體活動時所預留的緩衝空間，這個緩衝空間，主要包括皮膚跟肌肉之間、肌肉跟肌肉之間，還有韌帶與骨頭之間。所以一個正常的結構網絡，每一個點在各個方向的預留緩衝空間應該是一樣的。所以我們在觸診時，皮膚前跟後、左跟右可以挪移的幅度應該是一樣的，轉動肌肉、肌腱時，左右的幅度也應該一樣。也就是牽動淺層網絡的時候，深層網絡跟著前後、左右移動時，阻力應該是要一樣的。如果結構有旋轉時，網絡左右牽動時阻力會是不同的。**一個對的結構，輕輕拖著皮膚滑移時，下面的皮下組織和淺層肌肉，應該要能夠跟著皮膚走，不會有阻力，像拉開折疊燈籠一樣，一層拖著一層走。**

皮膚是限制肢體大範圍活動的最大因素，皮膚順著縱橫軸的軸線滑移，而肌肉是依著關節活動需要而旋轉，雖然皮膚跟肌肉有著維持張力的牽引互動，但是如果系統結構錯亂，兩者的緩衝空間就會因張力繃緊而消失。因此如果是一個錯亂的關節，皮膚滑移的方向與程度，會跟肌肉的旋轉方向角度不一樣；因此按著皮膚垂直長軸旋轉時，可以清楚感受到下面肌肉的阻力，沒有跟著皮膚走。

所以一個有問題的關節，手指指腹滑過關節面時，微微用力的拖著皮膚走，會有關節面突起出現稜角的感覺，也就是我通霄師父說的「打到手」，那是因為拖著皮膚走的時候，如果是對的關節，不同層次的結構網絡中，有足夠的緩衝空間，不同層次之間可以被拖離分開，滑過骨頭關節面的時候，不會有明顯的阻力；不對的關節面，因為沒有緩衝空間，網絡旋轉繃緊，關節面摸起來會有稜角，滑過時有突兀感、尖銳感。

附著在關節上的肌腱，如果是一個對的關節，在觸摸時，因為沒有旋轉，上層的微細網絡結構有足夠的挪移空間，所以會摸不清楚或甚至摸不到。像手指頭背面的肌腱，摸得清楚的，就表示那個手指頭的終端網絡是不對的；膝蓋內側下的半腱、半膜、股薄、縫匠肌的肌腱，如果摸得清楚，這表示那個膝蓋是有問題；突出得越厲害，表示關節的變形越嚴重，像嚴重的退化性關節炎就是如此。

關節上肌腱附著的地方，都會有支持帶固定著，一個肌群的支持帶會相接連在一起，屈肌跟伸肌的支持帶也會有纖維組織相接連，形成一個類似環狀的纖維組織帶，不像韌帶一樣的緻密完整，但是張力上是連貫的。當屈肌旋轉繃緊時，整個環狀的支持帶會被撐起繃緊。因此做關節觸診時，如果關節是對的，手指壓進關節面時，因為肌腱有足夠的挪移緩衝空間，所以沒有什麼阻力；一個關節如果手指壓進去觸摸骨頭時是緊緊的，就不對了；因為這時環狀支持帶被撐起繃緊，而且關節骨頭輕微錯位時，韌帶也跟著旋轉繃緊，因此骨頭的表面會摸不清楚，沒有辦法摸進骨縫裡面，整個關節像是被保鮮膜包著一般。

要點總結

- 限制關節活動的是韌帶不是肌腱。
- 關節活動到極限前不應該有阻力。
- 沿著關節轉動皮膚，下面的肌肉、肌腱應該要跟著動。
- 沿著關節滑動，觸摸到突兀凸起的稜角是不對的。
- 摸不清楚骨頭關節面，表示結構網絡錯亂被繃緊了。
- 關節真正對位的判斷，是附著在上面的軟組織，不是關節面的相對位置。

肌肉的觸診

細膩的肌肉的觸診，必須先還原皮膚跟骨頭之間的對位，這樣皮下組織才能鬆解，肌肉、肌群本身的狀態才能觸摸清楚。

肌肉收縮的狀態，受到包裹著肌肉的結構網絡張力所影響，張力牽引的因素有下面幾個：一，被皮膚的旋轉方向牽引，這由縱橫軸的旋轉方向決定。二，被錯亂的骨架限制，這是指深層的結構網絡型態。三，附著在同一個關節，不同收縮方向的協同肌群之間的互相牽制。

細膩的肌肉的觸診，必須先還原皮膚跟骨頭之間的對位，也就是後面會講到的，先解決皮連線的問題，這樣皮下組織才能鬆解，肌肉、肌群本身的狀態才能觸摸清楚；就像必須先撕開被保鮮膜緊緊包裹著的物品，才能摸清楚一樣。

要了解肌肉的收縮狀態，我們可以想像，如果用一隻手持續提著重物，雖然沒有移動或是變換姿勢，但是肌肉在這個動作的維持中，並不是沒有變化的，其中只有部分的肌纖維收縮，而和沒有參與收縮的肌纖維輪流交替的收縮著，肌肉只維持收縮的方向跟張力而已，其間肌纖維能不停輪流的收縮，是藉著微循環的液體流動，交換氧氣、能量、廢物，直到能量用盡，才會產生肌肉痙攣。

所以有時候我們過度伸展肌肉，尤其是伸直腿，將腳趾、腳掌用力往下彎曲時，很容易抽筋、痙攣，就是因為整個結構網絡繃緊了，微循環停止流動所致。有些老年人夜晚腳會抽筋，也是同樣的道理，其中固然有循環動能下降的原因，但是還有結構網絡錯亂的因素在內，常常只要把腳的結構網絡轉正，就不會再抽筋了。

肌肉只要有足夠的微循環，供給能量及帶走廢物，肌纖維是可以瞬間恢復狀態，準備下一波的收縮的；我們摸到的肌肉僵硬、繃緊，是因為包裹在肌肉細胞外面的結構網絡旋轉扭曲了，捆綁住肌肉而來的。所以**肌肉無法還原，是因為結構網絡不對，真正要還原肌肉的收縮狀態，只要把每一條肌肉外層的網絡兩側攤平、轉正，肌肉瞬間就可以鬆開來了**，而不是去處理肌肉收縮的團塊，不是去處理肌肉本身。

肌群協同運作，會順著一個方向旋轉，每一條肌肉雖然收縮的方向會有些微不同，但是會被結構網絡捆綁著往同一個方向旋轉，所以單獨的一條肌肉，是無法違反肌群運作的；單獨的一條肌肉之所以無法放鬆，並不是它在生理機能上無法還原，而是整個外在結構網絡的包裹使然。所以在臨床上認為某些疼痛是由某條肌肉所造成的，而且治療、處理該條肌肉，這樣的想法是有問題的，因為該條肌肉是整個結構網絡使用、代償之下的結果，基本上它是被害者；要解決的是整個系統的問題，而不是處理、治療那條肌肉。處理、治療它，事實上是在加害被害者而已。

臨床上有問題的肌肉，會處在一種收縮繃緊的狀態，在肌肉裡會出現一種激痛點（trigger point），按壓激痛點，疼痛會出現在激痛點的遠方，這是因為激痛點按壓時，那一條肌肉會收縮，牽動整個結構網絡，而原本已經處在疼痛閾值邊緣的系統，張力再增加，其中有些肌肉肌腱張力超過疼痛的閾值，疼痛就產生了；所以**激痛點並不是疼痛症狀的病因，激痛點只是結構網絡旋轉變化下產生的果，真正造成疼痛的病因是系統的結構變化，而不是那個點。**激痛點是因為肌肉跟著結構網絡旋轉，轉折點因為微循環不良，產生的生理變化。所以不需要去處理激痛點，只要把結構網絡轉正，激痛點就自然消失了。

處在收縮狀態的肌肉，因為網絡的旋轉，會呈現出一種微彎、弧形，類似香蕉或茄子的形狀，肌肉沿著長軸的兩面，會有凹面跟凸面，收縮多的是凹面，另外一面為凸面。當我們把肌肉由凸面往凹面推撥的時候，整個肌群會堆疊在一起，因而摸不清楚肌肉的邊緣稜線，當由凹面往凸面推撥的時候，可以摸清楚肌肉的側邊，而且肌肉跟肌肉之間可以分開，肌肉會變鬆，所以還原肌肉或肌群的方式，是將結構網絡系統由凹面往凸面方向旋轉，才能還原結構，這也是臨床上真正鬆解肌肉的原則。

雖然同一個肌群旋轉的方向是一樣的，但是每條肌肉有它們各自不同的收縮方向，所以肌肉跟肌肉之間就不會是完全平整的。一組真正好的肌肉，肌肉跟肌肉之間是沒有稜線、界線的，前面提過內家拳高手的肌肉，就是一團肉，摸不到像一般勞力工作者那樣會有明顯的肌肉線條。當肌肉與肌肉之間處在不同的收縮狀態時，原本這兩條肌肉之間，觸摸不到的微細纖維組織，會浮現出來，沿著兩條肌肉之間滑移，可以摸得到微細的皺褶，我稱它叫「筋膜皺褶」。

所謂的筋膜皺褶，是指器官或組織之間，原本負責聯結、固定的纖維組織，這些纖維組織是結構網絡預留的緩衝空間，在張力正常情況下，是觸摸不到的，組織與組織的交界，是平滑圓順的；當結構網絡旋轉扭曲了，不同層次之間產生張力，就讓這些纖維組織繃緊、扭曲，觸診時感覺就像布起了皺褶一般。

筋膜的皺褶，是結構治療上非常好用的診斷工具，肌肉之間有了皺褶，表示這兩條肌肉之間的張力是不對的。肌腱周邊有了皺褶，表示肌肉的張力不對，網絡有了旋轉，自然骨頭會被帶歪，關節的張力以及對位就一定不對。腹部有了筋膜皺褶，就表示內臟跟體壁之間的對位有了問題，如果這個對位不良，是體壁的問題，腹部的肌肉與肌肉之間會有皺褶；如果肌肉與肌肉之間沒有皺褶，那就表示內臟有問題，使得內臟與體壁之間產生了錯位的張力。

收縮厲害的肌肉，肌肉會稍微變短，但是肌肉外層的肌膜與腱鞘長度還是一樣，肌膜貼著肌肉走，因此腱鞘稍微多出一點，所以常常可以摸到在有問題的關節，肌腱附著處是稍微腫脹的，這就是因為肌肉收縮多出來的空間，被組織液填充所致。如果肌肉旋轉得比較厲害，也就是收縮得更厲害，腱鞘處還會形成小小的腱鞘囊腫，一般的腱鞘囊腫也是這樣來的。

身體各處都可能形成腱鞘囊腫，尤其手腕最多，這些腱鞘囊腫都是因為結構網絡產生旋轉，其中轉折張力最大的那一條肌肉所產生的。我有一位學生，只要骨盤歪了，一隻腳的腳背就會跑出腱鞘囊腫，骨盤調正了，那個腱鞘囊腫就消失了。所以腱鞘囊腫絕對不能割除，手術割除後，那條肌肉就永遠無法還原放鬆，結構網絡也無法真正還原了。

我們身上為了維持結構的穩定，為了防止相鄰結構過度的分離，有兩個地方容易產生纖維組織增生，一個是肌腱與關節間，一個是皮膚與肌肉或肌腱交界處。皮膚與肌肉、肌腱交界處容易產生纖維組織增生，是因為皮膚的滑移常常非常的大，皮下組織點滴撕裂而來的。這些纖維組織，固然維持了結構的穩定，但是它是在不同層次之間已經滑移了之後產生的，所以反而變成了結構還原的障礙。

增生的纖維組織，有時候會與筋膜皺褶混淆，筋膜的皺褶不需要處理，增生的纖維組織要拆解。區別的方法是轉動結構，筋膜皺褶在轉動的過程中會變緊、變大或消失，增生的纖維組織不管怎麼轉，其大小、硬度、形狀都沒有什麼改變。這種因皮膚滑移而來的纖維組織增生，都在很淺層的地方，尤其以膝蓋後面，和足背外踝附近最多。

所以有問題肌肉的觸診，要摸清楚肌肉的凹凸面、收縮的團塊、結構網絡的皺褶、腫脹的腱鞘或腱鞘囊腫、肌肉跟肌肉之間或肌腱和骨頭之間的增生黏連。

要點總結：

- 肌肉無法放鬆，並非肌纖維本身的問題，是包裹在外的結構網絡旋轉了。
- 單獨一條肌肉是無法違反肌群運作的。
- 放鬆肌肉的方式，是將肌肉外的網絡轉正、攤平，將網絡由凹面往凸面旋，而不是處理肌肉的激痛點。
- 處理激痛點只是打亂結構網絡，改變症狀。
- 有問題的肌肉會有凹凸面、收縮的團塊、纖維的皺摺，有的肌腱處會有小的腱鞘囊腫。

三個軸線

結構網絡是一個立體的網，任何一個地方的張力改變，都會造成所有地方的張力變化，如果這個變化是一種螺旋式的旋轉，則必然有一個軸心線使得這個變化依據軸線而成形。這種身體的大軸線有三個：縱軸、橫軸、前後軸。

我們要還原錯亂的結構網絡，總要有所依憑，依著什麼做為還原的起點，而後由這個對的起點，要沿著什麼路徑使還原的結構往外延展？此外，結構的還原，有沒有次第需要遵循，像先表後裡、先腳後手之類的？

雖然說結構網絡是一個立體的網，任何一個地方的張力改變，都會造成所有地方的張力變化，但是這種連續的變化，還是有一個系統貫串著的，如果這個變化是一種螺旋式的旋轉，則必然有一個軸心線使得這種連貫的變化依據軸線而成形。

這種**軸線有三個，縱軸、橫軸、前後軸**。縱軸指的是由兩個足弓撐起往上，經脛腓骨到骨盤，再經脊椎到頸椎、顱骨。橫軸指的是連貫兩隻手的張力，由手指經手掌、手臂、肩帶、肋骨到胸椎，肋骨大約第一肋到七、八肋，胸椎也是T1到T7、T8，此外還包括下顎骨。前後軸指的是脊椎雙凹曲線的曲度變化，就身體側面來看，雙凹曲度的異常變化，這變化是由腹腔的內容物以及薦椎（骶骨）的傷害變形而來的。

我們的身體因為肋骨跟骨盤結構呈圓筒狀，而所有的錯位都是一種旋轉，所以身體結構螺旋形的改變，不是順時針就是逆時針轉，從身體的正面看，不是右邊向前旋就是左邊向前旋，我習慣定義右手邊向前旋的變化為「右旋」，雖然臉是朝左邊轉。反之，身體變化是左手邊朝前旋的為「左旋」。

縱軸變化是右旋的，右腳的重心會比較偏在足弓的內側，左腳會比較偏在足弓的外側，我們稱右腳足弓為內垮，左腳足弓為外拱。內垮的那隻腳大拇趾外翻會比較嚴重，因為旋轉的方向跟屈趾肌收縮方向一樣，所以會比較突出，而另外一隻腳的大拇趾不會那麼突出，是因為皮膚限制了屈趾肌的收縮所致。

內垮跟外拱的足弓同時也決定了脛腓骨的旋轉方向，右旋的右腳腓骨的稜角稜線會出現在腓骨後緣，左腳會出現在前緣，觸診時，這種變化在腳外踝的上方一些最明顯。因為足弓的形跟脛腓骨的旋轉方向是同一個結構，貼骨的深層結構網絡沒有什麼緩衝空間，綿密包裹著骨頭肌腱韌帶，所以足弓的形狀透過比較深層網絡的牽扯，決定了骨盤的旋轉，右旋的足弓內垮骨盤向右前旋，脊椎也會右旋。骨盤跟足弓系統的變化形成共構，單獨要調整骨盤基本上是做不到的，除非解開小腿深層的肌肉，改變了足弓拱形的結構，否則只要一走路，骨盤又會被足弓帶回原來的形狀位置。

造成縱軸變化的原因有很多，比如說骨盤嚴重受傷，造成腸骨跟薦椎的移位；腳踝扭傷，距骨沒有歸位；腿部骨折沒有正確復位的；有疤痕組織拉歪軸線；日常生活中身體不對稱的使用，像打高爾夫球、棒球投手、網球或羽毛球單邊使力的運動；或是永遠偏一邊睡或同一隻腳往內盤的打坐，都會造成縱軸的旋轉。

在沒有受傷的情況下，縱軸的旋轉方向，是被慣用手的橫軸所牽引的，這時縱軸跟橫軸的旋轉方向是一樣的，我稱之為順勢。如果因骨盤或是腳受傷，造成縱軸跟橫軸的旋轉方向不一樣，稱之為逆勢。由於逆勢的結構，手腳肌肉收縮時，對結構網絡的牽引剛好相反，會出現互相拉扯的情況，所以一般疼痛門診裡面，逆勢病人的比例是很高的。

橫軸的旋轉主要是由於兩隻手肌肉收縮狀態不同所造成的，像右撇子右手肌肉處在收縮狀態的情況會超過左手，這時會有下面的變化影響兩側的對稱性。

第一，因右手下臂屈肌收縮得比較厲害，右手尺橈骨旋前的角度會增加，整個橫軸系統的結構網絡會被帶往右邊偏移，其中伸肌系統會繃得比較緊。

第二，右撇子右臂的肌肉收縮得比較緊，肌肉的排列在三度空間中的，會呈現得比較扭曲起伏，我們可以用手觸摸手臂肌肉的表面得知；而皮膚為了維持跟肌肉一定的張力，於是皮膚會跟著肌肉起伏的稜線而移動分布，由於皮膚的面積是固定的，因此整個橫軸的皮膚會往右邊移動，所以右手邊的皮膚的量或面積，就會比左手邊多，觸摸兩隻手的下臂，可以感受到慣用手的皮膚有微小泡綿的起伏感，而非慣用手下臂的皮膚，摸起來就比較平順滑貼。

皮膚會滑移的原因，是因為要跟肌肉之間維持一定的張力；皮膚如果沒有跟著滑移，繃緊的肌肉上面的皮膚張力就會比較大。皮膚要維持一定的張力，除了肌肉運作上的需要，還是為了維持皮膚上感受器的敏感度（閾值），當皮膚繃緊的時候，對於張力、溫度、濕度的感受能力都會改變，如果皮膚沒有跟著肌肉的收縮而滑移，那兩手的皮膚張力會不同，這時身體兩邊的敏感度會不同，對周邊的警戒會發生問題。

當慣用手比較深層的網絡被手臂肌肉牽引，而且表面的皮膚也發生左右的滑移時，肩帶跟鎖骨也會跟著移動，由於第一根肋骨會跟著鎖骨移動，第二、三、四根肋骨會被胸大肌、胸小肌、前鋸肌帶偏，因此上段胸椎會往右旋轉。由於上端胸廓往右旋轉的關係，下顎骨也會跟著歪斜。

我們顱骨的張力，主要是被縱軸所決定的，而下顎骨的張力是被橫軸所決定的。兩眉中間的印堂經鼻梁到上唇人中的連線，是被縱軸所決定的，所以脊柱側彎的人，鼻梁也會跟著側彎的曲線而變形。

下顎的皮膚主要是被右手牽引，但是滑移的方向是向肩頸背後往右手的背面走，對於正面看下顎的皮膚而言，有點像是往左邊滑去，然後再經背後繞右手。而下顎骨的牽引力量，是來自被右手系統牽拉往右垮斜的胸廓，所以某種程度，就左下邊的臉而言，骨頭跟皮膚的張力剛好相反，所以橫軸往右旋的，如果結構網絡的緩衝空間變小的話，左邊臉頰都會繃得比較緊；許多嘴巴歪斜的，上下唇對不上，或是牙齒咬合有問題的，也是要重新對上縱橫軸才行。

決定脊椎骨雙凹曲線的曲度的因素有兩個，一個是由縱軸的旋轉曲度所決定的，另一個是由前後軸所決定。而決定前後軸的，一個是腹腔內的體積，這和飲食習慣及情緒有關；一個是薦椎的曲度，這和創傷造成薦椎變形有關。

如果腹腔內的體積增加，有可能是因情緒引起自主神經系統功能失調，而導致胃腸道脹氣；也有可能是飲食沒有節制而導致脂肪組織的量增大。這兩種情況，都會藉由網狀結構系統的牽引，脊椎腰部前凸的曲度會增加，會像懷孕的婦女一般。

薦椎受傷會有兩種情況，主要是在薦椎受傷時，椎體是否已經融合。過了幼年期，薦椎在融合之後受傷，當尾椎發生骨折，尾椎跟薦椎之間會形成直角變化，這時候不會影響薦椎椎體的形狀，也不太會改變薦椎跟腸骨之間的相對位置。而在幼年期，薦椎椎體融合之前，如果跌坐發生骨折，尾椎會倒鉤進骨盆腔內，骨質發生融合時，由於脊上韌帶的牽引，這時薦椎的形狀會發生改變，而且薦椎跟腸骨之間相對的位置也會位移，但尾椎不會有骨折垂直變化的痕跡，會重新融合成圓滑反折的曲線凹進骨盆腔。由於脊上韌帶的長度有限，倒鉤進骨盆腔內的長度，會由上頸胸椎的曲度後凸的增加來代償。

幼年時發生骨折的薦椎，一部分是由於生產時在產婦的上腹部擠壓胎兒所造成的，一部分是由於學走路時跌倒所引起。此外，現在嬰兒揹負的方式也會造成問題的。從前媽媽會將嬰兒揹在背後兩腳張開，這時嬰兒薦椎、尾椎的受力會比較小，不易變形，而現在嬰兒會直接跨坐在嬰兒椅上，或是父母讓嬰兒直接垂直坐著帶在身體前方或側邊，這樣尾椎受力會增加，上面說的情況就比較容易發生。

這種圓滑尾椎倒鉤的情況，會影響骨盆腔肌肉的收縮，進而影響股骨頭在關節臼裡面的轉動，許多不能腳掌踩平蹲下的情況，就是這樣來的。只要把尾椎內外網絡系統的滑移還原，就能夠正常蹲下了。還有許多女孩月經初潮來就會肚子痛，或是小時候就開始排便不順、便祕的，也是這樣來的。

可動與不可動

牽引皮膚或淺層網絡，下層的結構網絡或結構網絡所包裹的組織，可以跟著牽引的力量動，叫可動，如果牽引的力量有阻力，代表結構網絡有錯亂存在，這會造成結構網絡流動發生問題。

當我們覺得一個局部結構有問題，可能是因為肌肉呈現的線條或觸摸起來的感受，也可能是關節的形狀或觸診時上下骨頭的對位。這些觸診上該如何判斷的細節，前面講過了，現在要談的是大範圍的快速觸診中，是不是可以迅速的區別這些變化裡，哪些是真正需要處理的，哪些只是代償的變化。

一個有問題的結構，不管造成的原因是不正常的肌肉收縮，內臟的容積、體積改變，或關節受傷造成的錯位，都會有一種共同的現象，就是深淺層的結構網絡之間的緩衝空間變小或消失，不同層次的結構網絡無法各自順暢的連動。但是因代償而來的錯亂變化，組織間相對的緩衝空間，是仍然存在的，相對的位置雖然看起來是有所改變，但是不同層次之間的相對位置以及相對張力，並沒有改變，不會有各自不同方向的旋轉，而是仍然如同心圓一般的移動著，所以組織間摸不到一般真正錯亂結構會有的稜角、稜線。

可以利用結構網絡這種上下層不同張力走向的特性，來區別真正錯亂的結構跟代償的變化。我們可以牽引著上層的結構網絡移動，如果移動的過程中，下層的結構網絡跟著順利的一起動，沒有阻力出現，像順利的拉開折疊的紙燈籠一般，那這個小區域的結構就是對的，即使看起來不對，也是因代償而來的。如果上層結構網絡挪移的過程中出現阻力，有拖不動下層網絡的感覺，那就表示這個區域結構真正錯亂了。

操作中所謂牽引淺層結構網絡的意思，是指如果要判斷肌肉的狀況，我們可以引著皮膚沿著肌肉左右兩側滑移，如果肌肉有問題會產生旋轉式的收縮，這時皮膚在左右滑移時，會有一邊緊一邊鬆的感覺，那就是肌肉處在沒有放鬆的狀態了。

如果要觸診肌肉，可以讓手微微用力，感覺力量透過皮膚抓住肌肉，然後挪動肌肉左右移，如果下層或左右相臨肌肉都沒有不正常的收縮，那整個肌群是可以如一團麵糰一般，柔順的跟著牽引的力量動的。就像厲害的內家拳高手，手臂的肌肉會像麵糰一般，沒有肌肉的線條；若是有肌肉的線條，表示每條肌肉都處在各自習慣收縮的方向沒有放鬆開來。也可以旋轉骨頭，用另外一隻手搭在肌肉上，看看是不是所有肌肉可以跟著動，像揮動拂塵的那根棍子一般，所有絲線都跟著棍子揮舞的方向動。

肌肉在觸診上感覺有問題，有兩種情況，一種是本身使用過度，造成結構歪斜，以

至於無法恢復原有狀態。一種是附著的骨架被遠端的張力拉歪，以至於觸診上是僵緊的。

當過度使用的狀況，像下臂肌肉，會有一、兩條肌肉有明顯的緥緊，呈現不正常的條索狀，經過按摩或針刺這條肌肉，這種條索狀的肌肉只會比較鬆軟一點，而無法完全鬆解融入結構網絡裡，讓稜線消失。如果有這種情況，是因為肌肉附著的止點位置改變了，當一條肌肉的起止點被改變時，會脫離原有協同肌群的運作軌跡，最常見的是橈側屈腕肌把第二掌骨的基部拉翻旋脫位了，卡住回不來，當掌骨的排列沒有重整時，橈側屈腕肌就沒有辦法跟著結構網絡動，使整個下臂屈肌變平整，而一直處在有稜線的出槽狀態。

至於肌肉因結構引起的緥緊狀況，並非因過度使用而來的，是因為起止點被改變，這種情況下，雖然同一個附著點的協同肌群張力整個增加了，但是相互之間的關係還是對的。舉肩胛骨的移位來說明。肩胛骨的移位原因有三種：

第一是縱軸兩側不對稱，有了旋轉，肋骨在結構網絡裡跟著翻旋，因此肩胛骨無法像原來一樣平貼在體壁上。

第二是橫軸歪斜，連結手臂兩側的結構網絡跟著旋轉，把肩胛骨帶歪，這時兩個肩胛骨會往同一個方向，一起向左或向右傾斜。

第三是手臂屈肌收縮過度，肱骨被屈肌帶旋轉了，肱二、三頭肌跟著旋轉，而把肩胛骨牽引歪斜了，這時直接被下臂肌肉拉歪的一側肌肉相對於另一側，張力會比較大，而且深淺層之間的錯亂也厲害。

這三種情況，都會造成肩胛骨上附著的肌肉張力增加。不過，不同的歪斜原因，會造成不同的症狀。

而不管肩胛骨如何滑移、軸線如何旋轉，肱骨上附著的胸大肌大部分的起點是從胸骨邊緣，跨過肩胛骨跟肋骨，某種程度將肱骨定位在與身體中線平行的狀態，因此肩胛骨與肱骨的相對位置變化，可以當作是肩胛骨在肱骨頭上滑動。

如果右手臂系統使用過度，張力太大，這時不只下臂的肌肉會將整個肩臂系統帶歪斜旋轉，肱二頭肌胸大肌也是協同肌群的一部分，同樣會處在收縮而造成類似深淺層之間的錯亂，肩膀的某些肌肉，雖然觸診起來也是繃緊的，但不是真正的某條筋出槽，用手旋轉皮膚和肌肉，可以區分判斷，也可以依著張力變化，找到真正有問題的肌肉系統，再找到有問題的肌肉，解開而還原系統張力。

但是有的時候，皮膚及表層的肌肉繃太緊，張力太大，病人靜態下的觸診並不容易區分是結構帶歪斜的，還是真正有筋出槽，所以觸診有時是需要改變病人肢體位置或是病人體位、姿勢才能做正確的判斷。如同前面說的，要移動、轉動骨頭，才能清楚肌肉的結構狀態。

像下臂觸診，要彎曲轉動腕關節，使錯位的關節暫時對位回去，看看下臂肌肉的結構網絡是不是每個層次都能牽引互動，看看肌肉、骨頭的稜線是不是可以消失。肩關節與上臂的觸診，有時要轉動身體（縱軸）或肩膀（橫軸）或托起肩帶躲開鎖骨下肌對肩帶的牽引，才能判斷肩膀或上臂肌肉的真正狀態。如果改變遠端的骨位，可以使結構網絡滑移正常沒有阻力，那局部的不對狀態就是代償而來的了。

這樣的檢查我們可以簡單用可動或不可動的概念來區分。**牽引皮膚或淺層網絡，下層的結構網絡或結構網絡所包裹的組織，可以跟著牽引的力量動，叫可動，也就是結構網絡預留空間正常，組織沒有變形。如果牽引的力量有阻力，代表結構網絡有錯亂存在，不是肌肉有問題，就是有組織變形變性、體積改變，或纖維組織增生，這會造成結構網絡流動發生問題。**所以可以用靜態或動態觸診上的可動與不可動，來區分不良狀態是真正錯亂或代償而來的。

這種可動與不可動，還可以用來檢查腹腔內的結構改變狀況與腹腔內容物的實質變化；如果內臟發生病變，增生或質變，與周遭結構網絡的可動性也會發生改變。不只是摸起來有隆起或變硬，更細微的觸診應該是挪動肚皮，逐漸增加按壓挪移的深度和移動範圍，看看肚皮下的內容物是不是可以跟著動。如果有阻力，不可動，再仔細尋找筋膜皺褶，一步一步的細膩探尋，而可動不可動依然是觸診上最初的篩選作法。

還有一種狀況是外傷或手術後的疤痕組織，很多因為不同層次的網絡黏合在一起，使得整個系統運作發生障礙，這種疤痕組織要處理，使其一層一層分離，皮膚不要影響肌肉，肌肉之間不要互相牽扯妨礙互動，肌肉與骨頭之間可以滑移，不要過度牽扯骨關節。

要區分疤痕組織是不是有黏連需要處理，可以用手輕壓疤痕組織搖移，看看是不是**不同層次之間仍然可以像折疊燈籠一般的輕微分離，而後一層一層的牽引，這就是可動，**這種疤痕組織就不需要處理。**如果是變成一團一起動，這種組織間無法分離滑移，也就是不可動，**這種疤痕組織就需要處理。皮膚跟肌肉之間的可動性一定要還原，因為皮膚是限制肢體大範圍活動最重要的因素。

鎖住結構網絡的位置

在結構網絡裡，要重整還原，必須每個區域不同層次的網絡都能改變相對的位置，只是改變局部的網絡張力，其他遠端的網絡沒有跟著改變，終究不是完整治療。

結構要改變或還原，必須要讓結構網絡整個系統都能鬆解滑移，如果其中有些地方是不能動的，就像一個網子裡頭有一個結，那麼就無法完全攤開，讓不同層次重新對位回原來的樣子。

在結構網絡裡，要重整還原，必須每個區域不同層次的網絡都能改變相對的位置，每條附著在骨頭上的旋轉網絡線，都能夠改變旋轉的角度，這樣才能做有意義的改變，否則一般整骨或理筋的結構治療，只是改變局部的網絡張力，其他遠端的網絡沒有跟著改變，就是遠端的相對層次沒有還原，肌腱沒有解開，因而只是弄亂局部張力而已；就像前面說的，雖然局部張力改變也可以消除症狀，但是終究不是完整治療。

常見鎖住結構網絡的地方有雙手雙腳的末端，也就是終端網絡，還有兩個顳顎關節，腹部深層筋膜，以及關節深處被增生纖維組織鎖住的旋轉肌腱。想要改變或還原整個結構網絡，這些問題都必須處理，尤其是一些長期的慢性疾病、全身性的免疫系統問題，更是需要重組全身結構網絡的張力，還原組織間的流通性；這些正是能否治癒的關鍵。

終端網絡指的是結構網絡的最末端，也就是十個手指頭、十個腳趾頭。終端網絡之所以會有問題，是因為所有因縱橫軸來的旋轉，都會使得手指腳趾上的結構網絡跟著旋轉，包括附著在指關節的肌腱；這有時會使得手指腳趾沒有辦法完全伸直，手指腳趾左右歪斜（尤其腳趾最常見），最重要的判斷依據是指甲歪斜沒有正對著指骨的長軸。

這些歪斜旋轉的終端網絡，之所以無法還原有幾個原因，一個是最末端的指骨關節（distal interphalangeal joint，DIPJ）上，會有增生纖維組織使得旋轉的網絡固定在骨頭上。包裹指甲的網絡也會糾結鎖住，這可以從井穴位置常有鼓脹或嚴重壓痛證明，解開終端網絡，井穴的壓痛可以消失。還有就是附著在末端關節（DIPJ）呈現旋轉的肌腱，這些肌腱的旋轉是跟著結構網絡走的，所以在這條肌肉起點的肌腱也是旋轉的，不只是起點附著的關節是旋轉的，整個骨架也是跟著旋轉，所以要還原終端網絡的旋轉，某種程度要同時還原系統才做得到，但反過來說，終端網絡沒有解開轉正，整個系統也還是鎖住的。

至於顳顎關節鎖住的原因，是因為不管縱軸還是橫軸，對於頭顱的結構網絡系統牽引都是旋轉的，但是顳顎關節的活動，基本上還是以兩側對稱的方式使用，所以顳顎關節上的肌肉會某種程度獨立於縱橫軸的旋轉，進而某種程度回過頭來限制住縱橫軸的旋轉，這集中力量的拉扯會形成一個平衡；如果要重組整個網絡系統，顳顎關節上，因三個力量交會的錯亂平衡，還是要做為一個需要被獨立鬆解的單位。

所以頭顱的歪斜，主要是由縱橫軸的張力以及顳顎關節的咀嚼肌所決定的，而很多流行調整顱骨的手法，如果沒有考慮清楚顏面不對稱的張力來源，直接蠻橫暴力調整顱骨，破壞了三個力量之間的平衡，原本顳顎關節的對稱使用還能盡量維持顏面的兩側對稱，常常暴力整骨以後，打亂了三者的平衡，臉部的一些結構分別跟著縱軸或橫軸走，直接連上縱橫軸的張力，所以會越整越歪斜。

腹部的結構網絡，可以分成深層與淺層兩部分來談。淺層指的是由體壁直接連貫而來的部分，像背部腹部肌肉，以及經肋骨、脊椎、骨盤而相連的纖維組織系統都是屬於淺層的網絡，腹腔（腹膜內）的器官與組織則算是深層的網絡。這是一個粗略的分法，像骨盆腔內的器官就屬於淺層網絡系統裡的一部分；腎臟包裹在後腹腔裡，深淺層網絡系統都直接相關，就算是介於兩者之間的器官。

淺層結構網絡系統裡的器官和組織，如果要藉由結構調整改變循環與功能，需要調整的是縱橫軸有關的骨架與肌肉，而調整骨架肌肉系統，對於內臟結構和功能，不見得有立即直接的效果，因為腹腔某種程度還是相當獨立和封閉的腔室，所以要調整腹腔內的結構，也就是腹部深層結構網絡，需要一種直接處理內臟張力的手法。

但是腹部深淺層網絡之間，還是有無數微細纖維組織固定，所以深淺層之間是有原本的相對位置的。因而外層網絡系統如果因肌肉骨架結構歪斜太多，也會牽引深層網絡系統的外壁，進而由網絡牽扯以致妨礙腸胃道的功能，甚至是與消化酶分泌有關的消化腺體。

反過來說，當腹腔內器官體積改變，也會透過深淺層結構網絡的互相牽引，妨礙淺層網絡的張力，如果要還原重組跟腹部淺層網絡直接相關的結構，若不解決腹腔內深層網絡張力，也會有很大障礙。腹部深淺層結構網絡張力的變化，主要影響的就是前後軸系統。

關節深處的肌腱旋轉黏連，反而是結構調整中最令人困擾的問題。很多有關於疼痛的治療，筋骨調整後，症狀消失，但是不久又復發，最常見的原因就是因為如此。

一般當我們處理肌肉系統時，將協同肌群旋轉方向某種程度還原以後，結構網絡便有了許多緩衝空間，這時處理肌肉的常見手法，像扯動、扭旋、壓擠，事實上都不足以製造足夠的張力，使肌腱跟骨頭的微細黏連解開，而一些頓挫式的調整骨關節的手法，真正扯動的還是整個結構網絡，並沒有能解開這些黏連。**暴力頓挫式的調整法，牽動的主要是皮膚**，以及為了維持跟皮膚相對張力而跟著動的肌肉，**一般頓挫扭轉或橫移骨關節，**

力量在皮膚與淺層肌肉的滑移中，已經代償化解完畢，雖然感覺症狀改善很多，但一樣解不開跨關節黏連的旋轉肌腱。

所以這也是常見鎖住整個結構網絡的主因之一，這必須要肌肉在系統中、左右張力一樣的情況下，肌肉主動收縮，才能撕開這些微細的黏連纖維。之後要談的骨連線，主要就是解決這種肌腱上增生黏連的問題。

「勢」的運用

所謂的「勢」，就是結構變化發展的必然方向。醫師藉勢的引導，還原一個系統，而勢的創造，主要還是依循身體的軸線，就是三個軸：縱軸、橫軸和前後軸。

有問題的結構網絡，在每個層次之間都多少相互移位，每個關節都因為維持張力平均而多少都有旋轉；要重整還原，當然沒有辦法點點滴滴每個部位都逐一處理，因為所有部位張力連貫，改變一處，其他部位為了維持張力平衡，瞬間也會跟著改變，所以真正還原的操作，是一個局部系統為操作標的，而不是一個關節或是一條、一組肌肉。

要還原結構，總要有一個對的結構為起點，然後讓身體相連結的其他部位或是一整個軸線，依著這個對的結構重組。在結構還原的過程中，一個對的起點，算是一個引動點，然後這個起點會引動系統變化，如果可以規劃變化傳導的方向及完成的標的，那我們可以稱這個過程為結構導引。而結構導引變化行進所依據的就是「勢」。

所謂的「勢」，就是結構變化發展的必然方向，像水往低處流一般。但是在治療當中，結構變化傳導方向的勢，是醫師創造出來的，醫師藉勢的引導，還原一個系統，而勢的創造，主要還是依循身體的軸線，就是三個軸：縱軸、橫軸和前後軸。

不僅身體的各種結構變化環環相扣，各種生理機能之間，也是緊緊相依的。循環系統的功能，會影響自主神經系統、免疫系統的功能，反之亦然。這也是中醫治病的主要概念，不是處理現代醫學認定的微觀病理現象，而是藉著一個起點，像改變局部張力或是局部微循環。甚至中藥也是一樣的想法，是藥物改變消化系統功能或是神經興奮度，而影響其他系統的功能，造成骨牌效應，使身體的許多系統協同改善。

導引式的結構調整是藉一個動作，引起整個系統的變化，關鍵在這變化引動之後，也就是局部調整好之後，如何能夠在跨過一個關節時，也可以讓這個關節後的肌肉系統跟著完善的改變；這完善的改變包括關節兩根骨頭之間的旋轉幅度和張力減少了，關節上的肌腱旋轉繃緊的張力變小了。因而勢的創造，主要要考慮的是關節相鄰兩根骨頭之間，應該處於什麼樣的連結狀態，使跨過這個關節的上下兩組肌肉能精準的互動，傳遞由引動點而來的張力的改變。

限制肢體大幅度活動的因素，主要是皮膚，雖然肌肉的收縮狀態決定了皮膚的分布（如橫軸歪斜的形成），但是皮膚與肌肉之間的張力也反過來限制了肌肉的收縮狀態。所以**結構調整的跨關節連結，第一個要解決的是皮膚的影響跟限制。「勢」**的形成，首**先要考慮的因素是皮膚的張力**。

我們前面提過，不常運動的人，激烈運動過後，第二天會全身痠痛，而那種痠是痠到骨頭裡去的；會在第二天開始很痠，是因為第二天有些肌肉鬆開來了，有些沒有。首先鬆開來的是表層的肌肉，因為我們身體活動，皮膚會滑移，淺層肌肉會先鬆開，深淺層的肌肉之間有張力，就會感覺痠，而且會痠在深處。

所以調整還原結構，必須先鬆解淺層的，因此在造「勢」的過程中，首先要對上的是淺層的網絡系統，當我們勢造好、肢體擺好位置的時候，沿著肢體的長軸橫向轉動皮膚時，在這個軸線的每一段落，左右旋轉的張力都要一樣。關節上下的兩組肌肉，收縮的方向不會一樣，但是都籠罩在皮膚主導的大範圍結構網絡系統裡，而在皮膚下方個別肌肉主導的小範圍網絡，相對於皮膚而言，可能是逆向的，也可能是順向的，造勢就是要讓跨關節的上下兩組肌肉，張力都跟皮膚一致。

當跨關節的表層上下兩組肌肉相對於皮膚而言，張力是一樣的，當引動點結構改變了，也就是那個地方的肌肉跟皮膚、骨架的相對位置改變了，相連結的其他地方的下層結構，也必須跟著那個引動點改變；這時由於跨關節的上下兩組肌肉跟皮膚的相對位置張力是一樣的，所以可以一起改變，這時改變的傳導就像水流一樣順暢。

既然不同層次之間有不同方向的錯亂糾纏，那勢必不可能一次調整讓不同層次錯亂完全回來，也就是肢體中間的肌肉不管怎麼樣都不可能擺出一個從皮膚到肌肉、骨頭都完整對位的姿勢，但是結構網絡的末端則沒有那麼複雜，因而可以將結構網絡與骨頭之間的對位，接近還原完整；由於已經是網絡的末端，所以調整時，不會從其他地方挪借緩衝空間而弄亂了整個張力結構，引起治療後結構自動還原張力的問題。所以治療的引動點，都會是在結構網絡的末端，所以真正的結構還原調整，起點都是在肢體末端的，而藉由勢的傳導改變全身。

舉例來說，當我們要治療一個肩膀痛的病人，直接調整肩膀的關節或是所屬相關肌肉，之前說明過了，只是打亂局部的結構網絡，所以要調整，必須從結構網絡的終末端調整起，才能真正依著次第還原，所以要從手指頭、手腕調整起。

而手指手腕的結構對位的同時，要怎麼樣擺體位才能使手指手腕調整好的張力系統、層次對位在手臂、肩膀傳遞，一起還原，必須在張力跨關節傳遞時沒有旋轉，所以必須把跨關節張力連貫的兩組肌肉系統上的皮膚，調整到淺層的肌肉張力相當。

一個可以傳導張力的勢，必須要處在張力連貫之下，傳導時結構不會產生代償而來的不正確旋轉扭曲，於是在一個想要傳導完成的系統，這段範圍所有的皮膚，沿著中央軸線左右旋轉時，每個部位的張力都要一樣。如果設定要傳導的系統是手指、手掌、手腕到下臂，那這時所擺放的位置、體位，要使這段結構中所有的皮膚左右轉張力一樣。如果要傳導的系統是整個手臂，由手指到肩膀，勢的完成時，手臂所擺放的姿勢，身體的體位，都會跟只到下臂時不一樣。

如果想要調整的系統裡，勢擺不出來，就表示這個系統裡面結構錯亂太厲害，沒有辦法一次調整，所以必須縮小要調整的軸線範圍；比如說原本想要一次調整整個手掌、下臂、上臂，但是勢造不出來，所以只能先調整手掌跟下臂，如果勢還是造不出來，要靠外力才能將勢擺出，那就再縮小範圍，只調手指跟手掌。改變了這個小範圍的結構，使肌肉可以跟著骨頭隨意轉動，才能擴大調整的軸線。所以，當你調整時，需要用力去控制肢體的位置，需要用力去扭旋關節，就表示「勢」不對了。

同樣要調整手臂，坐姿跟站姿所擺的勢也會不同。這是因為身體結構網絡的限制性，基本上有緩衝空間但是沒有彈性，因此不同的體位、姿勢，所佔用的網絡及網絡所產生的張力走向都不同，因此在結構調整的治療中，病人需要完全放鬆由醫師牽引系統，這時病人身體內在的張力調控機制，會啟動呼應醫師的導引，如果有意識的控制身體、對抗引導，那治療後就無法達到醫師原本的預設了。

結構調整，事實上只有兩件事，勢的創造、可動與不可動，也就是肢體在勢的連貫下，所有網絡裡的組織要可動；就是上一節〈可動與不可動〉說的可動。因為有很多病人的結構是已經澈底被破壞改變，像嚴重的關節退化、骨折引起的變形、手術切除的攣縮，這些都沒有真正還原的可能，所以治療的標的就變成勢的順接與不同層次之間的可動了。

皮連線

解開整個結構系統的第一步，鬆解肌肉系統慣性收縮的起始動作，是藉著操作皮膚的伸展、滑移來完成，叫「皮連線」。

皮膚跟肌肉之間會維持一定的張力，所以肌肉的收縮會牽引皮膚的滑移，橫軸的旋轉變化就是這樣造成的；不只橫軸如此，皮膚的限制牽引，也是形塑縱軸的重要原因。**皮膚在縱橫軸中造成的變化，所扮演的角色不太一樣，但是還原縱橫軸的起始，都需要藉著皮膚的牽引，來還原系統的張力卻是一致的。**

在橫軸裡，因為慣用手肌肉處於收縮的狀態比非慣用手嚴重，所以右手肌肉最表層在三度空間中起伏比較大，就外觀看來，就是肌肉的稜線起伏明顯，看起來肌肉比較明顯，因而皮膚覆蓋所需的量也比較多，整個上半身的皮膚會往右側移。皮膚往右側移，不只是皮膚而已，為了維持一定的張力，整個胸廓也會往右邊旋轉，使得肋骨兩側不對稱，上段的胸椎也會往右旋轉，肩頸區的肌肉也會因皮膚的旋轉牽引而變緊，尤其是斜方肌因牽引，兩側都會明顯突出繃緊，而影響頸椎旋轉變得明顯的是因第一肋的旋轉，使得鎖骨移位，斜角肌出槽繃緊，胸鎖乳突肌、提肩胛肌也一樣會繃著。

皮膚是因肌肉的牽引而滑移，這種滑移造成整個橫軸骨架的變形，那治療時也可以藉牽引皮膚來還原肌肉系統的張力，只要皮膚移動，肌肉為了維持跟皮膚之間一定的張力，也必須跟著動，就鬆解開了原本慣性收縮的狀態。

不只是主動收縮牽引皮膚的肌肉會鬆開，被動的受皮膚牽引旋轉的胸廓、胸椎，也會因皮膚的還原，跟著旋轉回來。所以解開整個結構系統的第一步，鬆解肌肉系統慣性收縮的起始動作，是藉著操作皮膚的伸展、滑移來完成，叫「皮連線」。

橫軸的皮連線有兩種情況要解，一個是因皮膚被慣用手牽引造成左右手臂的滑移，一個是因體壁上肌肉的收縮而來的皺縮。雙手左右兩側的皮連線只需要牽拉兩手手指，使手指皮膚滑移就可以了，因為皮膚的長度有限，手指皮膚滑移，整個肩臂的皮膚也會跟著滑移。因為皮膚滑移肌肉就非要跟著動不可，習慣的收縮狀態就可以解開。手臂的肌肉和斜方肌就是用這種方式還原位置而鬆解的。

至於體壁上的胸大肌、前鋸肌、三角肌前側的收縮，同樣是限制肩膀活動的重要肌肉，但又很不容易處理；這些肌肉如果只是一般處理肌肉的手法或是針刺激痛點，只能使肌肉變軟，而沒有辦法還原肌肉位置，無法消除肌肉的稜線。皮連線的解法是只要將手臂腹側及胸前的皮膚完全伸展開來，當原本皮膚因肌肉收縮起伏的稜線消失，肌肉也會因著皮膚伸展而鬆解，只是這種鬆解必須由醫師操作攤開，病人不能有主動收縮的肌肉，如果有主動收縮的肌肉，結構網絡就滯住而不能鬆解還原。背後的菱形肌、背闊肌，也是藉皮連線的方式完成鬆解的。

至於縱軸的變化跟橫軸不太一樣。縱軸的旋轉主要是骨架的位移所造成。縱軸的變化有兩種來源，一種是受過度使用的肌肉牽引，一種是因受傷而導致骨骼的變形。縱軸線上如果沒有骨折或嚴重的關節傷害，縱軸的旋轉主要是依據肌肉收縮的方向旋轉，而這時主要的引導力量是橫軸的牽引，也就是身體整個旋轉方向是被慣用手所決定的。如果是因傷害而造成骨架的移位，那縱軸的旋轉方向是有可能跟橫軸的旋轉方向是不一樣的。

但是不管是因肌肉的牽引或骨架的移位，我們身體縱軸要解皮連線的方式和橫軸解皮連線的方式，有很大的不同。橫軸因為所有關節可以藉身體姿勢的調整，將所有結構維持在一個張力連貫的直線上，如手指、腕、肘、肩，可連藉姿勢串成一條張力連貫的線，而縱軸在足弓與小腿之間的連結，形成了一個直角的踝關節，跨過這個踝關節上的肌腱交錯鎖住，處理小腿肌肉或是足底肌肉的收縮狀態，通常對結構的改變效果很小，不像處理橫軸系統肌肉改變結構的變化那麼明顯；而要像橫軸那樣牽引皮膚，會因為足弓、腳踝的可變形性很小，因此要像橫軸一般藉由做皮膚滑移來還原肌肉骨架的皮連線，是沒有什麼效果的。

縱軸皮膚與肌肉的移位的變化，主要並不是像橫軸一樣，由肌肉的牽引而來，變化的緣由是身體骨架縱軸結構雖然旋轉歪斜（每個人多少都會有旋轉歪斜，只是程度不同而已），但由腦中維持身體平衡的前庭，矯正了頭部姿勢，以至於頭部偏移了縱軸的軸線；也就是頭部沒有跟著縱軸的旋轉軸線走。

每個人身體的縱軸都會有些旋轉，是因為我們身體不可能每個部分的肌肉都均衡對稱的使用，所以不可能有人的縱軸是完全兩側對稱的。而頭部因為前庭的關係，要維持平衡及視野對周遭正確的警戒，因此頭部會盡量保持中正，而不會完全隨縱軸旋轉。

這種情況下，由於頭部逆了縱軸的旋轉方向，牽引了頸椎及皮膚，頭部皮膚貼著頭骨，沒有什麼肌肉做為緩衝，因而使得整個皮膚在肩頸處產生一種對抗縱軸旋轉的一種角力，由頭部往下跟由腳踝往上的兩組力量拮抗。身體縱軸骨架是由腳踝往上的旋轉所決定的，照理說皮膚應該被牽引著旋轉，但是由於頭部的關係，事實上全身皮膚順著縱軸軸線的旋轉沒有骨架那麼多。

而皮膚旋轉跟骨架不同步的結果，會干擾身體的運作。這會使身體深淺層肌肉受到不同方向的力量牽引，造成肌肉之間內在的張力；這可以由如果頭往縱軸軸線旋轉方向轉，使縱軸的旋轉方向連貫，肌肉之間的張力消失，無論頸腰或兩肩臂的活動角度都會大增得到證實。所以縱軸的皮連線就是要解決這種狀況，將被頭部拉錯亂的皮膚（淺層結構網絡）重新對位回骨架系統的旋轉方向，這樣結構網絡深淺層之間排列比較平行，組織之間的緩衝空間恢復一些，皮膚可以順利在該有的範圍之內滑移，才容易逐次完成筋連線跟骨連線。

縱軸皮連線的操作，是將沒有骨架旋轉那麼多的皮膚，往骨架旋轉的方向牽引過去。雖然原本皮膚感覺相對於中央軸線來說，沒有旋轉得那麼厲害，而操作上是將皮膚旋轉的更厲害，但是組織間對位了，緩衝空間恢復了，才容易調整更深一層的網絡，而原本的網絡裡組織之間張力大而錯亂，是無法依著層次逐步還原的。

還有一種肋骨的皮連線，也是需要藉皮膚的牽引，來還原肋骨之間的張力；肋骨之間不平順的肌肉收縮導致不平整的肋排（不平整的肋骨是由手部的肌肉牽引而來），會妨礙橫軸的運作，限制兩肩的活動。肋骨皮連線完成後，肋骨間的張力比較一致，這時再調整由肋骨到肩臂的肌肉系統，才容易讓肌肉系統平整。

因此要以旋轉軀幹的動作，將皮膚及肌肉徹底攤開，在順時針、逆時針的旋轉中，處在收縮而沒有放鬆的肌肉，總有某些角度是會處在兩側張力一樣的狀態，而瞬間鬆解，鬆解的肌肉、肋骨會跟皮膚這一層對上，使得肋骨區的皮膚不會受到肌肉的牽制，也算藉皮膚牽引肌肉或結構鬆解的方式，因此也算皮連線的一種。

筋連線

皮連線，主要處理系統裡肌肉慣性的收縮方向，處理的主要是一個系統裡面屈肌的收縮；而筋連線主要處理的是肘膝關節裡，被伸肌鎖住的結構。

要澈底完成一個結構治療，須由結構的末端開始處理，從終端結構網絡開始往上還原，才不會有從其他地方挪借緩衝空間的情況。挪借緩衝空間，等治療完畢後，組織間會自行調整內部張力，治療中所希望對位的結構，其實是固定不住的。

所謂的挪借，是當要調整的關節，沒有辦法在無張力出現的情況下，伸屈到極限，因而調整該關節需要額外給予力量，強迫挪動關節位置；若用力強迫關節對位，這時似乎關節位置改變成治療者所希望的狀態，但是事實上附著在關節骨頭上的肌肉、肌腱並沒有改變它們的收縮旋轉狀態，只是把其他地方的皮膚扯過來，讓該關節的可動性增加，使原本有張力旋轉的結構，表層的張力小一點；但這時因皮膚的滑移挪借，會使得遠端的結構出現張力，慢慢的皮膚還是會滑移回去，這樣的暴力療法不僅沒有用，反而常常因強迫改變骨頭位置，而使深層的結構網絡張力增加。中國傳統傷科裡有一句話叫「骨正筋自柔」，因而沉迷於用力將骨關節正位，就是犯了上面所說的錯誤，基本上是因為沒有明白這件事。整個整脊醫學也同樣陷於類似迷思。

四肢的關節裡，肘和膝都有交錯的兩組肌肉，關節上下分別有肌肉的起止點。而每條肌腱與骨頭交會之處，都會有環狀的纖維固定住，以免肌腱之間因為網絡的逐漸偏斜而撕裂，或是相鄰肌肉之間因不同的收縮狀態而撕裂分離。

這些在同一個關節上，分別固定不同起止點肌腱的環狀纖維組織，在關節上有更微細的纖維組織串連而環環相扣，這些分散的環狀纖維組織，透過整個纖維組織網的包裹，雖然沒有形成一個結構完整、外形像韌帶的環帶，但是基本上仍然是一個張力互相連貫的「環狀支持帶」。

這個環狀支持帶，同時包裹著上下兩組肌肉的伸肌和屈肌肌腱，而這環狀支持帶裡雖然有些許緩衝空間，但是並沒有彈性可供伸縮緩衝，隨著整個結構網絡的旋轉，肌肉、肌腱的偏移，支持帶也跟著繃緊。但是伸肌肌腱和屈肌肌腱雖然被同一個環狀支持帶包裹著，但是伸、屈肌腱與環狀支持帶的相對關係是不同的。

屈肌因為需要不斷的收縮放鬆，牽引肢體活動，所以在環狀支持帶裡還保留有可動性，但是伸肌做為穩定結構運作時的被動角色，跟支持帶的關係，就處於類似黏合不動的狀態。這種黏合不動的狀態，因為伸肌本來就處於僵緊貼著骨頭不動的，因此伸肌便鎖住整個環狀支持帶，使得環狀支持帶原本該有的、可以沿著關節左右旋轉的可動性消失了。

這種伸肌鎖住環狀支持帶的結果，會使得關節上下的兩組肌肉，互相牽制，而限制了手臂或腿的動態。像手腕要前旋時，因為肘關節環狀支持帶的限制，上臂的肌肉不能跟著環狀支持帶動，就限制了下臂肌肉的活動伸屈空間。反過來說，環狀支持帶不能動，下臂肌肉也牽制了肱二、三頭肌的活動，進而限制了肩關節的可動性。

如果肘關節的環狀支持帶可以動，那肩帶、手腕的可動會大增，因為關節上下兩組肌肉不會互相牽扯限制；環狀支持帶可以動的時候，上下兩組肌肉可以在結構網絡系統裡，連結著成一個系統，下臂肌肉旋前旋後的時候，上臂肌肉也跟著一起連動，反之，肩帶活動時，下臂肌肉也可以跟著滑移。

因此**解開環狀支持帶的操作，我稱為「筋連線」，使關節上下兩組肌肉可以一起連動，如同一組一般，而不是互相牽扯限制的力量。**手肘的筋連線，要解的環狀支持帶，主要是被肱三頭肌限制住。膝關節的環狀支持帶主要被股四頭肌限制住。

筋連線要解開，並不是去處理肱三頭肌、股四頭肌，而是藉結構網絡的連動性，將關節上的皮膚兩側橫向牽引旋轉到極限，這時下方的結構網絡，包括環狀支持帶，也會被牽引開來，肱三頭肌、股四頭肌也就跟著被解開了。要能使環狀支持帶上的皮膚可以旋轉到極限，必須身體處在特定的姿勢，使關節上的皮膚可以旋轉滑移到極限，皮膚在滑移的過程中，不會使關節的遠方出現不同層次的錯位、皮膚的挪借。

所謂肱三頭肌、股四頭肌被解開來，就動態來說，是該肌肉、肌腱可以跟著結構網絡動，不會反過來限制結構網絡。而就該肌肉本身的結構狀態而言，是肌肉兩側的結構網絡張力一樣，肌肉內部的肌纖維鬆解，激痛點消失。因為要牽引皮膚到極限，所以必須先解開皮連線，打開淺層肌肉收縮的慣性，使得皮膚可以自在滑移，才能解開筋連線。前面說的皮連線，主要處理系統裡肌肉慣性的收縮方向，處理的主要是一個系統裡面屈肌的收縮；而筋連線主要處理的是肘膝關節裡，被伸肌鎖住的結構。

平常治療中，還有一種情況也可以歸到筋連線的範圍。如果說筋連線主要是使來源不同的兩組肌肉，可以協調連貫而不會互相成為運作障礙，那麼筋連線，除了肘、膝關節外，還有股骨的筋連線。

要調整股骨的骨連線，使股骨還原回髖關節的關節臼裡，就要先還原股骨的筋連線。接在股骨下端和膝關節下方的肌肉有腸骨來的，也有股骨上端來的，層疊交錯，因此要還原股骨跟腸骨之間不同層次的所有肌肉，最主要必須先做股骨的筋連線，先使股骨下方的肌肉系統還原，這樣結構網絡的下端層次分明，上方股骨及關節臼的還原才能有所依。

骨連線

骨連線是指關節在生理可以到達的極限裡活動，在結構網絡的正常動態下，骨頭可以被結構網絡任意帶動，在任意方向的張力連線中可動，稱為骨連線。

骨頭的定位，是以附著在骨頭上肌肉與肌肉間的排列，或是肌肉與骨頭間的可動性，或是附著在關節上的肌腱、韌帶張力為準，並不是依據摸到關節面的骨頭排列整不整齊。因爲如果遇到骨頭有骨折變形，或是已經退化變形，基本上關節面已經不是原來的形狀，考慮骨頭的對位就完全是不可能的。那麼治療與診斷所依，便只能是軟組織，或者說是結構網絡的張力狀態了。

一般常見到，如果診斷所依是憑藉關節面骨頭的對位，會出現一種容易混淆的狀況，就是到底關節對位不良，是真正的筋出槽引起的骨錯縫，還是被整個結構代償後所引起的關節排列不平整。脊椎上的椎體排列是最典型的例子。舉例說，腳踝扭傷了，引起縱軸旋轉，這時脊椎會跟著旋轉，排列會有一些不齊。如果再加上手臂肌肉收縮，橫軸產生歪斜，胸椎受橫軸牽引，歪斜會更厲害。假使這時縱軸橫軸旋轉方向不一樣，那胸椎上下兩個椎體，甚至可能出現像真正被肌肉牽引歪斜的骨錯縫。只要還原腳踝、手臂的肌肉張力，椎體的排列就可以還原。如果試圖去矯正脊椎椎體間的位置，就真正把結構弄錯亂了。

骨連線是指關節在生理可以到達的極限裡活動，應該沒有疼痛、沒有阻力，在結構網絡的正常動態下，骨頭可以被結構網絡任意帶動，在任意方向的張力連線中可動，稱為骨連線。要完成骨連線，首先必須使附著在關節上的所有肌腱都處在上下左右轉動時張力均等，韌帶也沒有旋扭的狀態；要完成這種狀態，有幾個問題需要解決。

第一是肌腱跟骨頭之間的微細纖維組織增生要解開；

第二是附著在骨頭上的肌肉，也就是最深層的肌肉跟骨頭之間，常會有的增生纖維，這些增生纖維需要解開，使肌肉可動。像尺側伸腕肌，就是完成尺橈骨骨連線，使尺橈骨之間可動最重要的肌肉；

第三是來自遠方並且使該關節發生代償的張力也要解除。

要使關節能夠沒有張力的在各個方向活動，完成骨連線，必須先完成皮連線和筋連線。皮連線沒有完成，局部調整會使跨關節以外的皮膚跟肌肉的緩衝空間消減，增加遠方肌肉的旋轉張力，挪皮膚出來用，當治療完畢後，肌肉試圖恢復原有張力，皮膚滑移回去，治療區域的結構便又錯亂了。這也是遠方有張力，導致局部結構有代償性的不對位最重要的原因；因為皮膚沒有彈性，長度固定。

如果是筋連線沒有完成，那麼調整骨連線的時候，肌肉隨著骨頭轉動時，這些肌肉的另外一個附著點因為環狀支持帶鎖著，沒有辦法跟著動，因此調整骨頭時，原本應該可以跟著翻旋而被鎖住的肌腱，使得肌肉因旋轉而張力越來越大，這樣關節是沒有辦法真正無張力的歸位的；把關節強迫對位，只是把張力分散到其他關節，弄亂其他關節而已。

做骨連線時，要使該關節處在各個方向活動都沒有張力的狀態，必須造出特別的「勢」，身體各個部位都要配合構成這個勢。像抬頭挺胸撐開前面的結構網絡，身體往前造弧，讓身體前面的骨架隨著結構網絡撐開對位，讓後面的結構網絡有挪移的空間；或是低頭彎腰造弧，伸展身體後面的結構網絡。當身體前後的結構網絡必須一起協調著動，全身一起改變，造出這個勢以後，才能真正調動一個關節。

在要調整的關節獲得足夠活動的空間後，使該關節在各個方向都活動到極限，活動的過程中，必須沒有張力出現，如果有張力就是勢沒有做好，必須重新調整整個身體的姿勢，來完成這個關節的活動。這時除了這個關節，身體的其他部位是會有張力存在的，而且是從要調整的關節開始，一個骨關節接一個骨關節時，每個骨關節都處在張力均等、連貫的狀態；因此當完成要調整關節的骨連線時，身體必須依著這個關節完成的狀態重組改變，如此要調整的關節才真正完成而穩定。因為是整個系統被貫串在一起，一同改變的。

當該關節完成骨連線後，身體的縱軸或橫軸系統也跟著重組完成，當完成後，身體其他部位的張力也會減輕或消失；這是局部和整體一同變化的。所以，骨連線調整的變化不是只有單獨一個關節而已，這樣才能消除遠端來的、肌肉系統使結構發生代償的張力，也就是藉一個關節的改變，解開黏連的纖維，矯正該關節的旋轉張力後，同時也一起改變了整個系統。

當勢完成，使該關節沒有張力的在各個角度活動過程中，可以讓所有附著在這上面的肌腱，也都跟骨頭做了最大的旋轉開合，而原本因張力偏移而增生出來固定的纖維組織，完全被撕開消除，關節才能真正的鬆解，而完成該關節的骨連線。撕開了黏連的增生組織，肌腱偏移的方向還原，該關節牽引整個身體旋轉歪斜的力量才會消失。

所以皮連線、筋連線沒有完成之前，有皮膚、肌肉旋轉的牽拉，關節是沒有辦法做完全伸展開合的；強迫使用外力讓關節似乎達到極限，這時肌肉有張力，其實肌腱的開合並沒有達到真正的極限，是無法撕開增生的纖維組織，而改變肌腱收縮的方向的。當勢完成做骨連線關節活動時，基本上沒有什麼阻力，代表黏連的纖維組織其實只有一點點，輕輕轉動就開了，這些黏連組織之所以能改變整個結構的動態，是因為我們身體對張力連貫的感受與調整非常敏銳所致。

在勢完成後，關節活動到極限時，雖然撕開了黏連的肌腱，但是還會有另外一種黏連，就是附著在該關節骨頭上，最深層的肌肉，需要單獨處理開來。這些肌肉因為在整個結構網絡旋轉偏移的過程中，會有增生纖維固定它和骨頭之間的相對位置，同時也就某種程度固定了整個肌群。但是會出現這種增生纖維組織，通常在肌群已經旋轉偏移發生之後，所以這些組織沒有解開，整個肌群是被固定在某種偏斜狀態的，該關節的結構還是沒有真正完成還原。在勢完成後，即使調整、解開了肌腱與骨頭的黏連，使該關節的網狀結構內各方向轉動有最大的緩衝空間，因為不會有額外的扭曲張力牽扯，這時才能解開那些肌肉跟骨頭之間的增生黏連組織。要解的肌肉有尺側伸腕肌、腓骨長短肌、下臂及小腿最深處的屈肌等。

每個骨連線要解開的部位都不同，舉例來說，橈骨骨連線要解的是橈骨莖突上的黏連，尺骨骨連線要解的是下臂屈肌最深層的黏連，尺橈骨的骨連線要解的是尺側伸腕肌，腓骨的骨連線要解的是腓骨長短肌，足弓的骨連線要解的是小腿內側最深層的肌肉。要解開這些肌肉，在皮連線、筋連線完成後，只要給這些肌肉有足夠活動的結構網絡空間，用手指或針或有個椎狀頭的工具，給肌肉一個點擊刺激，肌肉一收縮，因為骨頭的勢已經決定了，肌肉會順著這個勢收縮，在還原的過程中，撕開黏連的纖維組織。因為真正的增生組織是不多的，並不像受傷後的疤痕組織是成片的。

治療的心像

奧立佛．薩克斯醫生在他著名的《腦袋裝了 2000 齣歌劇的人》一書中，談到音樂的心像，他說：「我父親口袋裡總擺著兩三本管絃樂袖珍總譜，他會在看病人的空檔抽出一本，一翻開，樂曲就自動在心中演奏。他用不著把唱片放進唱機，就能好生享受這無聲的音樂，在不同的心情或詮釋之下，聽到的版本或許還不一樣，有時他自己或許還會即興發揮。他最喜愛的一本床頭書就是音樂主題字典，常常隨手翻個幾頁，找一段交響樂曲或協奏曲來聽聽，發現開頭旋律有他很喜歡的，就在腦中仔細聆聽。他說這就是他的睡前小夜曲。」

他也說了自己的經驗，「蕭邦六十多首《馬厝卡舞曲》，六十多年前我就可以背譜彈奏，至今仍深愛不已渝，因此只要一眼琴譜或想到某一首馬厝卡，心中就可以奏出全曲。我不只聽得到，還能看得到雙手在鍵盤上彈奏，有如自己真的在彈。只要彈出一個音，後面的音符就會一個跟著一個出來了。其實，我小時候學琴彈馬厝卡舞曲時，就發現我可以在心裡練習，也常聽到心中出現某幾個樂曲或主題。這種想像的彈奏，效果近乎真正彈奏樂曲，即使這是不自主或無意識的，仍然是所有演出者必備的能力。」

他書中也寫到，職業音樂家大抵而言，都有很強的音樂心像能力。其實很多作曲家在創作的時候，並不是坐在鋼琴前面或利用其他樂器，而是在自己的腦子裡構想。最經典的例子就是貝多芬。他在完全聾了之後還能繼續作曲，創作出來的作品更是登峰造極，可能耳聾並未減損他的音樂心像。

他在書中引了另外一位神經醫學家的研究：「根據我們的研究，在心中演練與實際演出一樣，同樣的神經結構顯得活躍。因此，與早期運動技能學習相關的神經網絡便能得到調節。這樣的調節不但可以使技藝更上層樓，似乎對更進一步的學習也有很大的幫助。以音樂家而言，手指苦練還不夠，還要用心才能有更好的效果。」

在我自己的學習歷程中，看見骨頭之後大約有十年時間，我每天都處於一種恍惚的狀態，腦袋裡面無時無刻不迴繞著病人身體結構的各種問題，有種活得不是很真實的感覺，總是漂浮在這個世界之上，而不是活在世界裡。看病時則專注在病人結構的變化裡，看見的是病人局部跟整體結構變化的互動，看見的只是單純結構的問題，而不是一個活生生的病人，腦中想要解決的是病人結構的問題，而不是病人渴望得到治療的心願。

在這種情況下，偶爾腦中清醒過來，反思一下上一刻自己腦中的念頭，每個念頭都還是病人的問題，甚至常常半夜醒來，回想前一個夢境，也是在治療病人。這時前一個夢境常常是很真實的，在腦中可以很清楚的呈現出我跟病人在治療中互動的動態，而這些就是我白天在臨床上所遇到的問題，於是靜靜躺在床上，思維這些結構的問題應該怎麼處理、骨怎麼調、筋怎麼歸位，在腦中呈現的不是抽象的思維，要調哪一個關節哪一條肌肉，而是清清楚楚的每一個動作的細節，病人應該用什麼坐姿，應該抓病人的手臂的哪裡，調整時力量分寸如何捏拿，這個動作可以引導病人哪些骨架肌肉變化，都清清楚楚。

一旦在腦中想清楚了病人的某個問題、該如何處理，第二次病人來時，臨床上的治療，基本上跟半夜腦中所構思的，會非常非常的相似。我想，這種腦中清楚的動態思維，應該可以成為治療的心像吧。

前面薩克斯醫師所提到的音樂心像，聽起來像是一種特殊的天賦能力，但是我所擁有的治療心像，卻是辛苦訓練累積來的。我想最基本的是無數觸診累積下來的經驗，還有在腦中反覆演練、重組這些經驗的思維。當年泰山師父要我們每天晚上躺在床上，必須回想當天治療的所有病人，回想起每一個治療的細節，這樣的思維可以對比從前治療過病人的效果，也是烙印一個清楚的記憶，下次病人回診的時候，由病人的主述，可以了解結構變化跟症狀、機能之間的連結，從而用自己的手去掌握結構變化的內在原則。這是對病人客觀層面的掌握。

對自己身體動態的掌握，除了練功中士林師父不斷地提點內在的連貫性以外，泰山師父要我們修習的靜中動，也是一個重要的關鍵。師父要我們坐著不動，腦中演練五禽戲的細節，因而身體的所有微細動態，可以在腦中呈現一個清楚的圖像，這個圖像因我修習呼吸的法門而更加細膩。有了這個圖像，在治療操作的細節中，病人應該用什麼樣的姿勢、角度去還原結構，我如何改變身體姿勢、位置去配合病人，就變成了是一件自然而然的事情了。

這種形象的累積，是逐步一磚一瓦蓋起來的，不是憑空一個大廈忽然完成的。舉個例子來說明。一個棒球投手，必須先練習把球投得快速準確，這個基本的動作已經要耗掉許多的時間去讓身體形成記憶，然後才能夠練習各種不同的變化球，每種球類都是依照原先形成的身體記憶，加以微細的變化重組。當每一種球類都演練熟悉以後，在球場上比賽，才能夠不假思索地自在應用這些變化球，成為比賽的戰術，這些是要一步一步在身體形成記憶，腦中形成複雜的條件反射才行。

像我有些學生抱怨手感不好，摸不清楚我所說的東西，彷彿我腦中所形成的這些心像，是一種是非題，摸得到或是摸不到，其實完全不是如此的。從一條肌肉的起伏稜線，一組肌肉的相對關係，跨關節的兩組肌肉張力的變化，一個系統張力的轉折起伏，兩個系統之間的互相牽引，這些都跟一個成熟的投手訓練的過程非常相似，觸診上摸的清不清楚，和投手能不能投出變化球是一樣的，都不是一蹴可幾的。

同樣的在形成治療的心像上，也是從一條條肌肉獨特的還原路徑，一個個關節恢復的角度，慢慢思索，逐步推敲，進而點滴掌握，而後形成條件反射，形成一組組大腦的神經迴路，形成身體一組組反射的動態記憶，如此碰到病人，才能計畫治療的策略，這時也才能在腦中形成治療的心像，這樣的心像才是完整具體的，而不是抽象的治療理念而已。

有關運動

健康合理的運動，應該是讓全身的肌肉都均衡協調發展。

臨床上常常建議病人要多運動，病人會說：「有啊，但是常常運動完更痛」。問了做什麼運動，很多是高爾夫球、網球之類的。我說那不是運動，那叫競技。通常在運動場上競技的運動員，是把身體訓練好了，才上場去競技，但是一般人少了身體鍛鍊這一段，直接把競技當運動，結果就是傷害累積，越運動越糟糕。

如果從結構網絡的角度來討論所謂的健康，應該是身體這個立體結構網絡的每個地方，都有足夠的緩衝空間，表裡遠近張力一致，沒有轉折，微觀組織間都有足夠的流通，還有足夠促成流通的動能。因此理想的運動應該促成這種狀態，而不是弄亂結構網絡。

通常我們說的運動，像網球、羽毛球、棒球、高爾夫球，就健康運動的觀點來說，根本不能成為運動，反而是對身體有傷害的娛樂。這些運動主要是單向肌肉用力，瞬間肌肉爆發收縮，這些都會使結構網絡產生糾結旋轉，張力分布不均。從這個角度來看，運動後的恢復操，可能比運動前的暖身操更重要。但是依據很少運動忽然激烈運動而痠痛的經驗，結構網絡自然放鬆連貫，需要的時間是數日，並不是短短幾分鐘的恢復操能完全解決的，更何況是一般恢復操的拉筋概念並不對。

一種健康合理的運動，應該是讓全身的肌肉都均衡協調發展，所以只要不扭傷腳踝，籃球是比網球好的運動。跑步、舞蹈、游泳，都是非常好的運動，因為這些都是規律、全身協調著動的。

我曾經有過一位年輕的病患，健壯英俊，來門診主述上背痛，痛了好幾年，怎麼看病都好不了，而且越醫越痛。這位病患一看就是常常上健身房的，斜方肌、胸大肌、三角肌隆起。我說，你不要再上健身房就會好了。他說，可是我只有去健身房的時候比較不痛啊！我說，那你下次去的時候，不可以再練所有抓握和任何往身體前屈曲的動作，像肱二頭肌、腹肌絕對不可以再收縮，只能練身體的伸肌系統，手指張開，往外、往後的運動。兩週後來回診，他很高興的說：「疼痛好多了！」這也是一般常常上健身房，但是身上一大堆疼痛的病人，所有的通病。為了肌肉好看，拚命練屈肌系統，把自己練成猩猩，我在美國紐約街頭看到最多這種猩猩；斜方肌隆起，雙肩向內陷包著大大的胸肌，上背駝駝的。

曾經有兩個舉重國手到我診所來看診，我指著一個說，你的成績一定比他好多了。另外一個說，醫師你怎麼知道？你不覺得我比他壯很多嗎？我說，你之所以看起來比較壯，是因為肌肉都處在不對的狀態，才會凸起、隆起，這會使肌肉僵硬沒有彈性，所以爆發力不會很好。真正優秀的健美先生，身上的線條一定是滑順柔和的，要展示什麼肌肉，必須讓那條肌肉收縮才能突出呈現。

散步也是一種很好的運動，但是要慢不要快。慢慢散步，神經放鬆，全身的結構網絡規律的流動，循環微微加快，副交感神經修補身體功能的作用啟動，生機慢慢濡養，對健康有莫大的好處。但是快走則不然，快走時，會導致交感神經興奮，身體處在分解消耗的狀態，而且為了腳步加快，腰背部的肌肉必須收縮，做為腳鐘擺運動的支撐點，這樣一段時間走下來，結構網絡會有繃緊糾結的地方，導致全身結構網絡的流通循環不良。因為一般總認為好的運動需要使心肺功能增加，應該要出汗才能排除廢物，但從另外一個角度來看，這不見得是對的。我們運動應該是要使身體的結構網絡流通，減少心臟搏動時周邊的阻力，而不是增加周邊阻力去虐待心臟。

與其快走，不如慢跑。慢跑是指跟快走差不多的速度，或是比快走稍微快一點。慢跑必須全身放鬆，這時結構網絡還是處在一種規律的全身流動，交感神經的興奮度不會高於快走，也不會像快走一樣，需要持續收縮身體一部分結構做為支點，導致結構網絡鎖住；而且運動後做操所需要放鬆的肌肉多在四肢，比快走需要鬆解的肌肉在身體中央容易得多。

現在運動的觀念中，有訓練核心肌群的概念，這其實也是有問題的。如果橫軸的結構是對的，這種訓練當然很好，但如果橫軸是不對的，就會有一個橫向旋轉的力量，透過肋骨使脊柱發生旋轉。而不管所謂核心肌群的訓練，所希望訓練的是脊柱為中心的肌群，但是其實所訓練到的還是偏表層的肌束，最深處的肌束還是做為支點來使用，如此一來，便會使錯亂旋轉的骨架附著在最深處的肌腱，鎖的更緊，等不運動或年老時，肌肉萎縮時，就會變成健康問題了。

至於很流行的腳踏車運動，就要看身體狀況了。普通平地騎騎，不快，時間不長，都無所謂；不要為了速度把踏板加重、齒輪一圈帶動的距離加大，就是沒有問題的。但是騎長途的運動，就要考慮身體狀況，因為路途一長，沿路總有高低起伏，在上坡路段時，腳需要用比較多的力氣，這時候手要比較用力握車把，固定身體，腰做為支點，腳才能增加力量；這時腰椎間的張力是增加的，而且腳踩踏對腰椎來說是個旋轉運動，所以如果有腰椎間盤突出的病史，疾病是很容易復發的。所以腰不好的人，長途的腳踏車旅行，並不是一個好的運動。

專業運動員有專業教練指導全身肌肉的訓練，有防護員做運動後的鬆解。但是一般人**把競技當運動，常常一種運動有習慣使用的一組肌肉、結構網絡有習慣的偏斜滑移方向，不知如何鬆解，日積月累就是一種傷害。**所以喜歡把競技當運動的人，最好選擇兩種不同的運動，肌肉有不同的使用方式，結構網絡系統才不容易鎖死在固定的位置跟方向。比方說喜歡球類運動的，最好能配合舞蹈或游泳，來鬆解球類運動單向、瞬間、暴力造成的傷害，從事越多不同種類的運動，不要過量，是越理想的。

瑜伽與拉筋

瑜伽老師或是練習者，知道自己身體有什麼問題、需要什麼，才能真正解決問題，才不會進一步造成傷害。

從前門診，治療過很多練習瑜伽受傷的病患，也治療過不少瑜伽的教師，對於瑜伽這門「技術」深具戒心。

我原本所練習的華佗五禽戲，主要在於流通連貫身體不同系統、不同層次的網絡系統。但是對於網絡之間或肌腱跟骨頭之間的黏連，想要打開，需要更高的境界或更長久的時間演練，以我現在對身體動態的體會，無法在短時間內做到。我發現瑜伽可以，但同時也體認到瑜伽是一種非常高危險的功法。

我所練的功，主要屬於站著的動功，站立時，腿部肌肉對骨盤的牽扯，會使得軀幹的動態受限，脊柱跟肋骨沒有活動到它們應該可以動開的極限，這樣一來，軀幹中央最深層的肌肉，就沒有辦法解開，整個網絡系統就沒有辦法順暢的完成重組，這是站立動功的先天限制。

現在的瑜伽教學，主要是一種體位法，藉身體做出某種姿勢，來達成對身體結構或機能的調整。瑜伽有很多在地板上的動作，在地板上，解除了腿部肌肉收縮對軀幹活動的限制，身體可以在各種角度下扭旋，這樣才容易打開不同層次結構網絡間的黏連，而且可以增加肌腱附著於骨頭上的活動角度。

身體的錯位，基本上都是一種旋轉，如果瑜伽練得好，是可以逐步解開不同系統、不同層次的身體問題，還原身體結構。但是這有一些前提，最主要的是，**瑜伽老師或是練習者，知道自己身體有什麼問題、需要什麼，才能真正解決問題，才不會進一步造成傷害。**

瑜伽這門學問，在練習中要擺出那許多特定的體位，應該是有很多細節要探究清楚，也有很多身體還原所需要的知識要了解，而不是瑜伽老師說的姿勢正不正確而已。姿勢正確並不是這門學問的核心，因為同一個動作，因每一個人身體的問題與需求都不同，所以每一個人做出來的樣子應該完全都不一樣才對。

此外，呼吸的作用與身體內觀的訓練，在體位法的演練中，佔據了極為重要的地位，每位瑜伽老師都說動作要配合呼吸，但是要如何呼吸、如何跟動作配合，我卻沒有看見有人清楚說明過。當然這也可能因為我是這門學問的門外漢，所知有限。

依據我去上課及閱讀有關書籍的經驗，現在的瑜伽練習，變成一種拉筋大賽，似乎體位可以扭曲得比較厲害的，就是練得比較好。像我在書店看到的一本書，感覺上因為那一位瑜伽行者可以把身體像橡皮筋一樣隨意扭動，就被稱為瑜伽大師，我想這是有問題的。從我以前治療瑜伽老師的經驗，我問他們：「你明知道有些動作對你的身體結構而言是會造成傷害的，為什麼你要做超過極限？」他們的回答通常是：「因為學生做得到，老師要比他們厲害，所以非做到不可」。我常反問他們：「老師教導傳授的是知識，哪一個 NBA 的教練籃球打得過場上的球員的？」

當把瑜伽變成拉筋的時候，是會製造出很多問題的。整個結構網絡系統基本上沒有什麼彈性，大體上來說，是不能收縮或擴張的。結構網絡系統在活動中是存在著一些緩衝空間，但是那是給正常活動範圍下使用的。當你把骨架繃到極限，這些緩衝空間就消失了，所做的只是藉身體一側肌肉的收縮，去拉扯、擠壓、扭曲另外一側的結構網絡，這樣只會把身體的結構系統拉歪、弄扭旋了，這時想要拉筋的部位是會感覺比較鬆，但那只是從其他地方借了結構網絡的緩衝空間來用而已。

所以我所治療的一些瑜伽老師，以及一些資深的瑜伽練習者，拚命拉筋的結果，使得身體的終端結構網絡都繃得非常的緊，手指頭、腳趾頭都硬邦邦的，這樣末梢循環非常的不好，會回饋抑制心臟搏出的動能；而且表面上雖然身體很鬆，但是實質上深淺層的結構網絡之間的張力落差，是很大的，深層的網絡其實是緊的。

常聽到一句話，「筋長一寸，延壽十年」，大家都弄錯了內涵。真正意思應該是筋生長了一寸，可以延壽十年，筋拉長了一寸，就會少活十年。你想要拉長的地方，拉長了一寸，就需要從其他地方借一寸過來，其他地方就繃得更緊而使循環不好，整個系統深淺層次的張力就錯亂了。怎麼樣讓筋長長一寸，也就是怎麼樣讓結構調整系統重新生長，下面再說。

身體的結構網絡系統是一個立體結構網絡，真正健康的身體，深淺層的網絡裡的內容物，張力是要一樣的，也就是在動態中，身體深淺層的所有內容物是該依著同心圓的方式活動的；中國傳統的功法，像華佗五禽戲、太極拳，就是依著這樣的原則演練，使身體深層的結構網絡可以跟著淺層滑移流動。所以練功中最重要的原則之一是「一動周身動」，「一動無有不動」。身體每個地方都處在同一個張力下動，這必須使不同層次的結構網絡依同心圓的方式動才有辦法做到。

前面說過，身體日常使用肌肉系統的方式，常常是一個部位不動，來做為其他部分肌肉收縮的支點，這樣子的使用方式，會使得身體結構網絡系統張力的連貫不完整、深淺層肌肉收縮的方向會出現不協調，最嚴重的是在關節深處的張力會持續變大。

一般來說，日常習慣使用的結構網絡系統，深淺層肌肉處在交錯的狀態，如果用拉筋的方式運動，因皮膚的滑移，淺層的結構網絡因拉扯而繃緊，這時深層的結構網絡系統就會鎖得更緊，拉完筋之後，淺層的滑移變得順暢是犧牲了深層網絡的可動性來的。由於我們肢體大範圍的活動，其限制主要是來自於皮膚及淺層的結構網絡，拉筋會使得淺層結構網絡的可動性增加，但是並沒有依照同心圓的方式使得結構網絡協調還原，因而實際上身體內在的流通是變得不好的。所以有一些長期練習瑜伽的人，反而是怕冷的。

現在的瑜伽上課，很多專注在擺體位，只在意這個體位的姿勢正不正確，或者是這個體位可以達到什麼效果，像是對心臟好、對子宮好之類的，而沒有注意在擺出體位過程中身體應該有的合理過程。就身體結構治療的觀點，我認為在擺出體位過程中，結構網絡的變化，及擺出體位後的呼吸方式，才是瑜伽最可貴的地方。

在擺出體位的過程中，動作應該是緩慢圓順的，這樣身體的結構網絡系統才有足夠的時間協調重組，而且身體在有張力出現、還沒有達到張力極限前就必須停止，讓結構網絡系統，有時間在這個還沒有鎖死、還有可滑移空間的體位之下，重新排列重組。

在演練時，老師應該要知道，什麼樣的體位對學生而言是比較需要的，並且應該要知道什麼樣的情況，是學生在這個體位之下可以做的極限；也就是學生應該如何去還原他的結構，以及當下可以還原的極限，而不是一直強調這些動作對身體有什麼好處。

在操作中，體位擺到接近極限的張力時，表示讓身體結構還原的路已經做好了，就是要身體在這種姿勢下，當作一個模子，讓內容物重新排列，也就是結構網絡系統重新解開，肌腱跟骨頭重新對位。但是關鍵在模子好了，結構網絡系統未必會按照這個模子充分展開重組，這時需要一個引動結構網絡系統滑移的力量。

這個引動的力量可以有兩種。一種是肢體的輕微屈伸跟搖動。平常治療時，要讓肌肉放鬆還原的方式，是使包裹著這一條肌肉的網絡旋轉到左右張力均等，該條筋肉就可以鬆解開來。肌肉鬆不開，是由於結構網絡系統的包裹牽扯，由於結構網絡系統的旋轉，而不是肌肉本身的問題，所以《myofascial pain》那本書，從頭到尾都寫錯了，有問題的激痛點，並不是致病的因，它只是一種生理現象，結構網絡系統妥協代償下的結果，要處理的並不是它，結構網絡系統調整好，它自然就會消失。

在接近極限的體位下，應該不要把肢體拉到極限，微留一些可動的空間，使整個身體可以依著縱軸方向輕微的屈伸，這樣可以讓每個地方結構網絡系統重組改變以後，跨關節的兩個系統張力得以串連平均。依著橫軸方向輕微搖動，可以讓深層繃緊的系統有機會左右張力一致而鬆開還原。

還有一種還原引動的力量是呼吸。**呼吸有兩種方式，一種是胸式呼吸，一種是腹式呼吸。胸式呼吸時，是藉著肋骨的牽動，而引動皮膚及淺層的結構網絡系統滑移。腹式呼吸時，是藉橫膈的牽動，而引動內臟及其他深層的結構網絡，兩者都是必要的。**

瑜伽之所以是一門高深的學問，絕對不是只有在身體的物質層次上有作用，同時也是一種心靈的鍛鍊。在擺體位的過程中，動作之所以要緩慢圓順，是因為要感受擺出體位的過程，結構網絡系統可以做同心圓式的攤開重組，過程中必須感受身體不同部位不同深度的張力變化，必須同時觀照、看見身體的所有細節，才能在擺體位時，找到自己所需的精準角度。有問題的身體細節，在身體活動的過程中會出現不舒服的張力讓大腦覺受，心靈越寧靜，能感受的細節就越細膩。

我們的身體會記憶情緒，情緒跟身體會處在一種共構的狀態，身體某些部位或肌肉的刺激，是會引起一些特定的情緒，而該情緒的出現，也同樣會引起有關肌肉的收縮或循環荷爾蒙的變化。在身體還原的過程中，很多情緒及生命深處的記憶重新浮現，在演練時，因為處在寧靜的觀照中，生命很多的創傷、情緒在演練的過程中，是會浮現而可以看見，並且得以逐漸療癒的，如果心不寧靜就看不見、療癒不了。

還有一種情況，是在體位擺好後，以呼吸引動網絡時，需要用腹式呼吸先引動深層的網絡，或胸式呼吸引動淺層網絡，是必須對身體如何還原有很清楚的覺受才能夠掌握；呼吸跟輕微的屈伸搖動，是最重要的自我結構調整，在這過程中，心的寧靜與觀照，跟中國古代修定的呼吸導引非常相像。因而瑜伽在演練的過程中，逐漸從身心兩方面看清楚自己。

在這種體位法的鍛鍊過程中，結構網絡系統逐漸對位、還原、鬆解，這時候肢體才能夠逐漸延展，很多深層的黏連可以解開，也因為反覆演練的刺激中，結構網絡系統因為有需要而逐漸重組生長，這時候才能真正的筋長一寸，延壽十年。

以上是我以一位練過功的結構治療科醫師，從結構的觀點提出的看法，未必是瑜伽這門學問原本的意涵，但我想應該很值得做為現代瑜伽教師的參考。

拔罐與刮痧

拔罐其實是一種非常好的治療方法，可以藉著皮膚的牽引，改變結構網絡的狀態。

拔罐是一種中醫或民俗療法使用的治療手段，治療後常常可以在皮膚上，看見圓形的一塊瘀青，甚至上面還可以看見許多的針孔。

這種治療方式，一般是認為需要拔罐的部位下方，有些問題糾結著，我們常常把它想像成「傷」，有一個病因，或是老傷存在著，藉著拔罐鬆動它，可以使氣血流通，等於是把傷拔出來的意思。

但是這種想法，就立體結構網絡的觀點來看，根本是胡說八道。一個健康的生命，需要有理想的結構基礎來支持，這個理想的結構，指的是立體結構網絡裡的流通性，不是外在看起來的強壯。

拔罐在吸拔的時候，是透過負壓牽引皮膚，然後皮下組織一起跟著擠進罐子裡，這時候結構網絡是整個糾結在一起，而且隨著吸拔的時間越長，處在高張力狀態下，很多微血管會破裂出血，因而拔罐後，患部常常出現瘀青。

一般會出現不適的部位，是我們身體覺受到不一樣的張力，或許是結構扭曲的張力，或許是循環不良導致廢物組織液堆積，在這種狀況下，微血管受到扭曲擠壓的力量也增大。因而一般拔罐在拔除的過程中，覺得有傷的地方會瘀青的更厲害，就是這原因。而有問題的地方，內部張力大，所以為了減壓，釋放出堆積的廢物或組織液，就在皮膚上用針頭扎出幾個洞，拔罐時可以順便放血。但是就健康應該是立體結構網絡的流通而言，這算是一種有意義的治療嗎？

常常拔罐的人，喜歡拔罐，是因為拔罐後不舒服的症狀會消失。局部地方不舒服，是因為張力大，張力大最重要的原因是結構扭曲，循環不良常常也是結構扭曲的結果，拔罐的時候，改變了這個張力結構，尤其是局部不同層次的網絡會滑移，改變相對的位置，解開一些微細的纖維黏連，所以感覺得到治療。

但是造成張力結構的系統並沒有調整，治療後額外造成結構改變的因素消失，很快結構又幾乎還原回原來的樣子，但是拔罐過程中造成的損傷，包括微小血管破裂、結構網絡撕裂、肌肉及皮下組織的損傷，都會用纖維組織去修復，因而拔罐後常常不久症狀又出現了，而且皮下組織越來越厚，組織越來越僵硬而沒有彈性，不同層次之間的滑移越困難。所以傳統拔罐兼放血的治療，其實是在「養病」，病越養越大越嚴重，不會有治癒的一天。

拔罐其實是一種非常好的治療方法，可以藉著皮膚的牽引，改變結構網絡的狀態。輕輕吸拔牽引著皮膚，可以完成皮連線，吸拔力量大一些，藉皮膚牽引著肌肉，加上病人的動態可以做筋連線。選好吸拔的位置深度，加上適當的體位，一樣可以做骨連線。總之，真正的結構治療是要還原結構，傳統定點的吸拔，雖然可以暫時解除症狀，其實只是留下更嚴重的問題而已。

刮痧也是民間很常使用的一種療法，通常用在中暑或是肩頸痠痛。在病人身上塗油，拿瓷湯匙在病人皮膚上來回刮動，刮的部位通常在兩側肩頸及背部脊椎旁的的肌肉上，一直刮到病人皮膚出現細小的紅點，稱之為出痧。一般認為有問題，刮了會出痧，所以為了快點出痧，把問題刮出來，所以都非常用力的去刮，常常刮完後，皮膚上一片殷紅。

一種會持續流傳的療法，通常是有道理的。中暑，是因為體內的熱排不出來，結構網絡的不同層次之間，流通性不佳。刮痧的時候，藉著皮膚的輕微來回牽引，一層帶動一層，層層分離，組織間的流通改善，熱因而可以散出來。肩頸痛、頭痛也是一樣的，藉著肩頸及背部的皮膚來回牽動，使得皮膚下面的肌肉放鬆，結構改變，因張力而來的不適或疼痛消失。

問題在於，刮的方式是否合理。刮痧的目的，如果是為了改變肌肉跟層層流通，清楚的一層牽動一層，那麼一般刮痧用力重壓，就有問題了。因為重壓的時候，皮膚由表皮到肌肉之間的所有結構，都被綁在一起，無法層層分離，產生流動。而且為了出痧，其實就是讓皮下微血管破裂而用力刮，皮下組織會受傷，導致纖維組織增生，是不對的。

所以刮痧應該是在皮膚表面輕輕來回刮動，因為皮膚受到刺激，為了抵銷這個壓力，會使皮膚上的豎毛、汗腺小肌纖維放鬆，皮下組織因而鬆開，輕輕牽引皮膚，肌肉才能一層一層鬆開，有點像共振一般，來回晃漾的動態，一層傳過一層，層層之間因而恢復原來應有的緩衝空間，恢復流通。

至於應用在痠痛上面，輕刮皮膚到皮下組織鬆開後（觸診上潤澤飽滿），讓要鬆開的肌肉，藉體位調整到兩側張力一樣時，來回牽動皮膚，晃漾的震動一層牽動一層，肌肉是可以很澈底的鬆開來的，這可以從結構網絡調整的特性來理解。

所以刮痧治療，**出痧並不是必要的，會出痧通常是有問題的地方張力太大，但是如果有耐心輕刮逐層鬆開，是可以不出痧的，而且這樣才是應該的；出痧某種程度是沒有順勢的開解，已經造成了輕微的傷害。**

日常生活中的注意事項

日常生活裡有些小問題，是應該檢討一下，許多居家生活用品，號稱經過科學研究，用結構網絡的觀點來看，不見得是對的。

為維持結構網絡的流通，日常生活裡有些小問題，是應該檢討一下，許多居家生活用品，號稱經過科學研究，用結構網絡的觀點來看，不見得是對的。讓我們從行住坐臥談起。

走路，前面提過，慢走散步或是慢跑比較好，快走不佳。慢走或散步，真正要放鬆，其實步態應該要稍微改變，**走路時中心不要一直維持在身體的中央軸線，要盡量左右轉移**，像打太極拳一樣，兩腳不可以雙重，重心有左右轉移的時候，縱軸兩側的結構網絡系統才有辦法上下連貫，而要能左右轉移，必須全身放鬆才行，不能像一般走路，腰腹用力。

騎腳踏車，座椅的高度最好在兩個腳踏板平行，腳放上去時，大腿跟身體的角度略大於90度，太高傷腰，太低傷大腿；不要為了速度調小轉軸齒輪，踩踏力量太大也傷腰跟大腿，尤其是脊椎間的壓力會變大很多。

平常坐的椅子，真正要讓腰部放鬆，就該讓腰腿和膝蓋的角度都接近90度，這時下半身的結構構網絡張力最小。有靠背的椅子比較理想，可以讓腰部放鬆，所以辦公室的椅子，不宜太大，坐著的時候，腳輕鬆踩地時，背可以靠著椅背，這樣才是最鬆的姿勢；一般大的辦公室椅子，雖然好看氣派，但是不符合人體結構需要，所以古人的桌椅都比較高，但是椅子下會有一個墊腳的小板凳

辦公桌椅的設計，有一點要注意的是，如果身體要轉向，椅子一定要可以跟著轉。有些人的工作桌是L型的，如果椅子不能跟著身體轉，上半身不斷旋轉同一個方向，腰肌、腰椎會受傷；我曾經有一個病人就是這樣，原先不知道她的工作桌是這樣的，怎麼治療都好不了，後來要她轉身時，椅子跟著轉向，腰不要扭就沒有再痛過了。

對於坐姿的要求，一般很軟很大的沙發，是最不健康的；半坐躺時，腰部的肌肉、脊椎上的棘上韌帶、腰椎間的韌帶，都處於拉扯繃緊的狀態，長久下來會不斷有微細撕裂跟纖維增生，腰部的結構網絡會慢慢變形僵硬。

很多女生為了儀態，坐著的時候，兩隻大腿會用力夾緊，尤其是穿著裙子的時候，還會把兩隻大腿偏一邊移，這是非常不健康的姿勢。因為兩隻大腿夾著的時候，腰部的肌肉是整個繃緊的，長期下來非常容易腰部痠痛。所以女性朋友，非必要盡量不要穿裙子。

坐姿還有一個問題，就是翹腳，把一條腿盤在另外一條腿上面。其實翹腿的時候，屁

股受力的一側，力線是連貫的，所以**翹腿並不是很不好的事，只是翹腿時兩腳輪替的時間應該要相當，這樣整個身體才不會偏斜**；問題在我們每個人的骨盤多少都有旋轉，因此翹腿時會有一邊鬆一邊緊，骨盤右旋的翹右腳比較鬆、比較容易，所以通常坐著的時候，翹右腳的時間會遠多於翹左腳，這樣會使得身體結構發生嚴重的旋轉。所以兩腳輪流翹的時間應該要一樣多，甚至是左腳時間多於右腳，當翹左腳身體整個放鬆時，某種程度還有結構矯正的作用。

有人有盤腿打坐的習慣，不管是雙盤、單盤還是散盤，骨盤因為肌肉收縮的角度不同，一定會有輕微的偏斜、旋轉，所以打坐的時候，一定要兩腳交替，因為這跟翹腳的時候一樣，會有一隻腳鬆一隻腳緊，所以**兩腳輪流盤的時間要盡量一樣多**。曾治療過一位大法師，修行很高，雙盤也盤得安穩自在，但換腳盤就盤不起來，因此身體也傾斜一邊而有很多問題。

至於臀部下要不要有坐墊，要看每個人的情況。**打坐從來都要求脊椎豎直，因為脊椎豎直的情況下，身體的結構網絡前後左右的張力才是均等**。依著一個豎直的脊柱，網絡呈同心圓結構分布，這時身體的重量由骨頭承受，全部肌肉處在放鬆張力均等狀態，這時身體任何不對、張力有微細轉折，大腦容易察覺，可以自行調整放鬆，所以才容易氣機流通、流動。所以坐墊就是要調整到每個人脊椎容易豎直的狀態。

至於穿衣服，女性比較容易有問題。有些女性胸罩綳得太緊，尤其是一些有點肥胖的，久了胸腰交界處肌肉會有皺褶，影響肋骨的開合、肌肉張力的連線。還有女性為了身材，戴束腰甚至是馬甲塑身，她們認為這樣可以把肌肉形塑成穿戴著馬甲的樣子，而且戴著束腰馬甲時，比較不會腰痠，可以維持優雅體態的久站，但其實這是非常不好的。就像運動員戴護具一樣，受傷戴著護具，是為了防止傷害繼續惡化；如果沒有受傷，戴著護具，反而會妨礙肌肉的正常活動，更容易受傷。一般腰椎受傷的病人，固然要戴著束腰，防止傷害加重，但那是在受傷的初期；在後期除了要負重、久站、工作以外，是不能戴束腰的，否則**肌肉得不到訓練**，**傷害沒有辦法完全恢復**。婦女戴著束腰、馬甲的情況也是一樣的，沒有訓練肌肉，只靠著外物來維持結構跟動能，那一輩子再也脫離不開束腰跟馬甲的外力了。

至於**睡覺時的床墊，是不可以太軟，躺下會變形的**。我們經過一整天的活動，身體各部分的肌肉，總會處在一些收縮沒有放鬆的狀態，這些收縮的肌肉，會使得縱軸扭曲變形，而讓這些肌肉放鬆、還原身體結構網絡的流通，靠的就是睡眠。**睡眠並不只是讓肌肉休息，而是要恢復結構網絡的流通性，要恢復流通性，很重要的一點是要結構還原**。躺在軟床上面，固然可以像宣傳廣告說的一樣，照著你的身形去支撐你的身體，這時候結構沒有受到牽拉，身體不會有不舒服的感覺，精神上感覺是放鬆的，但問題是，該放鬆還原回原本結構狀態的肌肉，因為床墊起伏的限制，結構無法改變，因而沒有辦法完全還原放鬆，通常早晨醒來疲累並沒有消除。

如果睡硬板床，身體的結構會順著硬板而撐開，可以還原直立的縱軸，剛剛躺下會不舒服，因為撐開的中央軸線，會拉扯到很多扭曲沒有放鬆的肌肉，這時身體會有不舒服的感覺，我們會一陣子正躺、左右躺的翻滾，就像煎魚一樣，翻面幾次，就煎熟了，翻滾幾次，繃緊的肌肉就順著撐開的中央軸線，伸展開來了。所以睡不會變形的硬板床，剛躺下是不舒服的，但第二天可以神清氣爽，比較澈底的消除疲勞感。當然硬板上面要鋪薄墊子防止肌肉皮膚壓傷，像日本人睡的榻榻米，就是非常理想的床墊。

如果是夫婦兩人同睡，因為睡眠習慣的關係，常常會固定朝著一邊睡，這也是很不好的，因為身體會有固定旋轉方向，沒有辦法兩側平均攤開。所以夫婦倆最好能夠輪流交換位置睡，不要老是睡在固定的位置。

至於**飲食，要注意的是吃東西不要太快**。因為現在生活節奏緊湊，很多人不願意浪費時間在吃飯上，所以常常一個便當幾分鐘就吃完了，然後又灌下一大碗湯，這是非常糟糕的。因為食道跟胃是平滑肌，它的擴張需要時間，吃太快的話，胃部肌肉的擴張沒有辦法協調順利，結構網絡會錯亂有皺褶。

我們可以在一些常常胃酸逆流、胃痛的病人上腹部、劍突下方摸到微微凸起的團塊，這些都是因為吃飯吃太快造成的，當有了這一些結構網絡的皺褶以後，局部的循環就會變得不好，橫隔膜會被扯歪，就容易胃酸逆流跟胃痙攣痛，甚至胃潰瘍反覆發作好不了，也跟這些皺褶引起的循環不好、免疫力下降有關。所以想要健康，必須細嚼慢嚥是有十足結構上的理由的。

這些對日常生活中小事的建議，都是從結構網絡流通的觀點來考慮的，所以會和從其他觀點考慮的結果有些不同。

保健的方法

在結構的末端或表面，做一些梳理，使末端局部的結構網絡鬆解流通，而這個流通就會傳導改變全身，用這樣的想法來發展自我保健的策略。

如果從結構治療的觀點來看，能使立體結構網絡層層對位、層次之間流通完善、緩衝空間恢復的辦法，就是有益身體健康的手段。

立體結構網絡最重要的特性，就是維持張力的連貫，我們因而可以在結構的末端或表面，做一些梳理，使末端局部的結構網絡鬆解流通，而這個流通就會傳導改變全身，用這樣的想法來發展自我保健的策略。

試著拿很細的針灸針，針尖輕輕的抵著手或腳的皮膚，不要用力，使皮膚有微微的尖刺感就好，兩、三分鐘後，去摸摸看針刺的這一邊和身體另外一邊皮膚的差別。針抵著的這一邊，皮膚會潤滑鬆軟很多，甚至連皮下表淺的肌肉層也鬆開了，而另外一邊還會是一樣的。

這是因為針抵著皮膚的時候，皮膚有一個額外張力，身體為了解消這個張力，必須使相關的肌纖維放鬆，皮膚、皮下組織、表淺的肌肉都必須放鬆，才能夠真正抵銷這個壓力，而且遠端的皮膚及皮下組織也必須鬆開，才能夠製造一個沒有張力差的連貫系統。

因著這種特性，我們前面講的手指、腳趾的終端筋膜鬆解，就可做為自我調整保健的一個好方法。即使不知道終端筋膜應該還原的方向，將手指、腳趾末梢的皮輕輕的向兩個方向旋轉，轉到兩側都鬆解就可以了。但是旋轉手指、腳趾皮膚的時候，千萬不要太過用力，因為是牽引整個結構網絡慢慢鬆解，如果用力扯著皮膚動，遠端的肌肉跟骨架來不及鬆解，手指頭上的肌腱沒有辦法跟著皮膚動，這時整個皮膚系統會跟深層肌腱的結構網絡系統撕裂分離，因而會產生新的纖維組織增生，深層結構反而更不容易鬆開。

也有人提倡拍手功，跟鬆解終端筋膜，是同樣的道理。手掌在各個不同的角度互相拍擊的過程中，深淺層的結構網絡都會鬆動，而且拍手的時候，手指要放鬆，手腕、手肘、肩膀都要跟著輕微的屈伸搖動，這樣整個結構才能夠從淺到深，從近到遠都有一起改變。所以在拍手的時候，手指頭絕對不要用力伸直、不可以太過用力，將皮膚及皮下組織拍傷了，反而對健康有妨礙。腳也一樣，可以躺在床上時，屈膝，兩個腳底在不同部位角度互相拍擊。

我通霄師父曾經教我們一種梳頭功，就是用刷子將頭髮梳順了，每根頭髮都沒有打結，再隨意的往各個方向梳亂，再梳順。這樣梳理頭髮的過程中，也順著把頭皮下方的結構網絡梳理過了，而流通改變的結構網絡就會影響全身。搓揉耳朵也是一樣的道理，順著耳廓由下而上再由上而下，依著皮膚輕柔慢慢搓揉，日久有功，太快太用力都不對。

許多身體不好或是年紀大的人，舌頭常常伸不出牙齒外面，這是因為腹部的結構網絡系統繃緊，沒有可滑移性，所以藉著舌頭的活動，鬆解腹部深層網絡，將舌頭在牙齒外或上下顎內順時針、逆時針的轉動，或是張口舌頭伸直進出口腔。同理可以知道，唱歌跟開懷大笑，也是很有益健康的，這不僅是神經、大腦的作用，還有結構的理由。

前面談的都是從終端結構網絡鬆解起的辦法，也可以從皮膚開始，逐層的由淺層的結構網絡向深層疏通。前面提過的拔罐跟刮痧就是好辦法。拔罐的話，可以塗一點油在皮膚表面，不要吸力太大，在小腿、大腿前後滑罐，在背部或肩頸後方滑罐（不可以在頸側，有動脈栓塞的危險），輕輕吸拔來回滑動，結構網絡可以逐層鬆開；跟前面講的刮痧一樣，吸拔用力或是刮太深，有瘀斑或出痧都是不對的。

還有一種拍打棒，由一大把細竹籤綑綁在一起，末端形成一個握把。拿竹籤拍打，是我看過最理想的養生保健工具。因為竹籤細而有彈性，拍打的時候壓力分散，不會有受傷的危險，可以在大小腿前後、手臂、背部肌肉拍打，不要拍腰部肋骨下緣，怕傷腎臟，也不要拍肩胛骨下的肋骨，怕傷肺臟。運動後拍打可以很有效的放鬆肌肉，疏通網絡。

關於腹部，我有一些特別的經驗。我曾經在醫院的安寧病房做過一年義工，幫忙醫院處理臨終病人一些臨床上很棘手的症狀，像嚴重腹脹、腹部水腫、吃不下、腹痛、不能排便、無法解尿的。這類病患由於沒有生機，對藥物的反應很不好。我都用手掌貼在病人肚皮上，輕輕牽引著肚皮繞圓轉，以肚臍為中心，大圓小圓的繞，由皮膚牽動皮下組織，再牽動肌肉、腹膜，然後腸子、內臟相連的結構網絡鬆解，循環改善，慢慢的病人腸子開始動，腹鳴，肚子便不痛了，也可以排便、排尿。由於這些病人都非常嚴重脆弱，所以動作要很輕很柔很緩，要仔細感覺哪裡牽引不動，在附近重複多次，慢慢引開，一次操作的時間常常很長。

所以同樣的狀況，小兒常常夜啼哭鬧，如果沒有發燒出疹等其他問題，大部分都是肚子脹氣引起的，就用上面輕柔繞肚皮的方式，可以解消脹氣，緩解腸子痙攣痛，關鍵是不可以用力壓肚子，只能牽引皮膚動，如果太滑，可以沾濕手掌增加摩擦力。同樣的肚子不舒服，也可以自己處理自己的肚子，飯後更可以促進胃腸正常蠕動。

還有一種常見的小兒保健叫「捏脊法」，就是在嬰幼兒脊椎上，沿脊椎捏皮。如果是輕捏刺激是可以的，但很多人都是用力抓捏，皮膚被用力提起，這會造成皮下組織撕裂，和用力拔罐一樣，會留下「永遠」的傷害。

另外藉著熱能改善循環也是一個好辦法，像自古流傳的泡腳，傳說曾國藩就很喜歡泡腳。而日本人喜歡泡澡，這兩者對身體的作用應該是有些區別的。

泡腳應該要泡整隻小腿，要泡到足三里。泡腳的作用，是由腳持續的受熱，讓身體一直感受到熱，最後全身的循環依著腳受熱的狀態而改變，肌肉及皮下組織因而循環量增加，準備散熱。

如果是泡澡的話，因為全身受熱，這個機制很快就啟動，深層的肌肉及身體內部未必來得及反應，循環改變的層次，未必是一致而連貫的。

就身體的整個系統而言，泡腳是由內往外熱出來，就能量、溫度改變的微觀結構而言，是協調一致的，而泡澡是由外往內熱進去的，常常裡面還沒有熱透，整個結構改變還沒有完成，體表已經因散熱過度、流汗而難以忍受。

結構治療只論結構變化，不太論症狀，因為很多結構變化都可能引起相同症狀。像肚子問題、手腳用力過度、姿勢不良，都可能引起頭痛。所以這些日常保養方式，主要是以疏通全身結構網絡，全面改善整體健康狀況為重點，並不去細究哪些操作方式是可以改善哪些症狀。

結語

現代的醫學，由於背後科學的哲學立場，強調所有確定的知識，必須在所有人在相同條件下操作，都可以得到相同的結果，所有的原因都要有清楚可靠的實驗數據，清楚的實驗室實驗結果，所以慢慢呈現出一種樣貌，就是為了找出一個症狀，一個功能的原因，就越來越往局部、細胞、分子尋找，這樣才能控制變數，得出確定結果。因而分科越來越細，診斷越來越依賴儀器及實驗室數據，治療越來越依賴藥商給的，經過實驗證明安全有效藥物，和更高科技的儀器，像內視鏡、放射線的治療、震波、高壓氧、體外循環等等。

這期間，醫生越來越像藥商的雇傭，儀器商的操作代理人。醫生需要的是知識，用知識去對應病人的問題，常常可以在門診看到醫生，眼睛都在看電腦，看各種數據，幾乎沒什麼時間看病人，越來越不相信自己的眼睛、鼻子跟手，因為這會有太多的個別誤差。

由於現代醫學越來越追求微觀世界的真相，對於生命大系統中的聯繫，就越來越無法掌握，這也是因為系統之間的聯繫無法量化處理，像我們前面說的，結構改善，循環系統跟著變好，系統張力下降，神經、荷爾蒙系統也比較容易恢復正常，同時改善消化、泌尿系統。這些大系統中的關聯，古老中醫裡留下非常多，由一個系統為起點，同時改善很多系統功能的這類資料。

要掌握這些系統間的變化，依靠的是我們原始的感官，像眼睛的望診，耳朵的聞診，手的觸診。但是並非原始的感官能力就有辦法掌握，這些感官的功能是需要很特別的訓練才行。知道怎麼樣調整，才是讓身體的各個系統，往好的、對的方向走，判斷的依據有各部位皮膚的顏色、潤澤度，舌頭的色澤質地，身體各部分的微細張力變化，體型體態動靜的差別，脈象的變化，這些都是需要經過嚴格訓練的，並不是依靠書本上的文字便可以轉化能力的。

這是和現代醫學最大的不同。有人會問，既然我們可以依據更可靠的診斷工具，為什麼不放棄這種不可靠的醫療系統，因為無法知道那些醫師是確實具備了這種微細區別能力的，很多未具備的醫師，其實自己未必曉得。

這當然是大問題，但是這種醫療體系裡，涵藏了太多珍貴的未知寶藏，指引了以後現代醫學可以發展的方向，而且在治療上也確實彌補了許多現代醫學的不足。這個體系要能繼續發展和維繫，很重要的一點是診斷治療上，感官能力的訓練。因此本書花了很大篇幅來敘述我掌握這種感官能力的經過，希望能給其他醫者一些啟發，而這也是現在醫學院的訓練裡最缺乏的。

具備了足夠細膩的手感，加上從練功中體會出來的，我點滴摸索出身體結構變化的原則，描繪出張力變化的各種細節，從而理解很多現代醫學的盲點，也釐清很多中醫理論裡，藉由參數系統（陰陽、氣血、營衛、表裏、三焦、五臟六腑等）所描述的現象。

要藉結構網絡來調整結構，必須在操作中能真正掌握住，就是我一直強調的，要「看見」，清楚自己手下摸到的是什麼東西，動態變化中，不同層次的網絡如何滑移，結構張力變化細節如何，這樣才能夠進行有意義的治療。但是要看見，必須是心中先有一個藍圖，才知道要看什麼。

就像先要知道植物分類的依據及每一種植物的生理特徵，才能夠真正認識植物。結構網絡的掌握也是一樣的。我在書中逐漸陳述我掌握結構網絡特性的細節，由單一個點：骨錯縫的觸診，到一個線：導引系統的治療，到一個體：一動周身動，慢慢鋪陳整個體型，再加上纖維組織增生產生的各種複雜問題，最後講述治療中所依的可動與不可動，勢的連貫，再到皮、筋、骨連線的操作。希望這逐漸鋪陳構築的體系，能為這一門新的學問的建築增加一些磚瓦。

當治療操作中，清楚掌握微觀結構的變化，看到這些變化和循環、動能以及症狀改變的關聯，才能夠真正相信結構治療對身體改善的重要性。

我做為一個結構治療科醫師，之所以會將結構調整做為治療的起點，是因為有上面所說的經驗，才能如此肯定。結構的變化有時是因，有時是果，但不管是那一種，功能變化一定伴隨結構的變化，結構變化也一定會改變身體其他系統的功能，只是還需要多少其他條件，像藥物、營養、輔具等配合而已。

所以希望讀者明白，**如何「清楚看見」，才是整本書真正的核心。**

國家圖書館出版品預行編目資料

身體的立體結構網絡 / 林兩傳◎著 -- 初版 . -- 臺中市 :
晨星 , 2020.11　面 ;　公分 . --

(健康與運動 ; 34)

ISBN 978-986-5529-76-5 (平裝)

1. 骨傷科 2. 疼痛醫學 3. 復健醫學 4. 中西醫整合

413.42　　109015654

健康與運動 34

身體的立體結構網絡

請掃描 QRC 填寫線上回函

作者　林兩傳
主編　莊雅琦
特約編輯　何錦雲
排版　王大可
校對　何錦雲、邱韻臻
封面設計　林餘安

創辦人　陳銘民
發行所　晨星出版有限公司
台中市 407 工業區 30 路 1 號
TEL:（04）23595820　FAX:（04）23550581
E-mail:health119@morningstar.com.tw
http://www.morningstar.com.tw
行政院新聞局局版台業字第 2500 號
法律顧問　陳思成律師
初版　西元 2020 年 11 月 01 日
再版　西元 2024 年 08 月 08 日（十二刷）

讀者服務專線　TEL：02-23672044 / 04-23595819#212
FAX：02-23635741 / 04-23595493
E-mail：service@morningstar.com.tw
網路書店　http://www.morningstar.com.tw
郵政劃撥　15060393（知己圖書股份有限公司）

印刷　上好印刷股份有限公司

定價 400 **元**

ISBN 978-986-5529-76-5